精编神经外科诊疗基础与技巧

杨 涛 主编

U0350761

吉林科学技术出版社

图书在版编目（CIP）数据

精编神经外科诊疗基础与技巧 / 杨涛主编. —— 长春: 吉林科学技术出版社, 2018.6
ISBN 978-7-5578-4643-5

Ⅰ.①精… Ⅱ.①杨… Ⅲ.①神经外科学—诊疗
Ⅳ.①R651

中国版本图书馆CIP数据核字(2018)第140256号

精编神经外科诊疗基础与技巧

出 版 人　李　梁
责任编辑　孟　波　孙　默
装帧设计　韩玉生
开　　本　787mm×1092mm　1/32
字　　数　166千字
印　　张　5.75
印　　数　1-3000册
版　　次　2019年5月第1版
印　　次　2019年5月第1次印刷

出　　版　吉林出版集团
　　　　　吉林科学技术出版社
发　　行　吉林科学技术出版社
地　　址　长春市人民大街4646号
邮　　编　130021
发行部电话/传真　0431-85635177　85651759　85651628
　　　　　　　　　　85677817　85600611　85670016
储运部电话　0431-84612872
编辑部电话　0431-85635186
网　　址　www.jlstp.net
印　　刷　三河市天润建兴印务有限公司

书　　号　ISBN 978-7-5578-4643-5
定　　价　155.00元
如有印装质量问题　可寄出版社调换
版权所有　翻印必究　举报电话：0431-85659498

前　言

　　神经外科疾病对人们的生命和社会活动有着不可忽视的影响,其疾病种类繁多,临床表现复杂不一,治疗难度较大,这就要求神经外科医生更加精益求精,不仅需要现代化的辅助诊断检测技术,还需要全面掌握神经外科的基础知识和临床技能,以此有效、准确的诊断疾病,给予患者合理、规范化的治疗。

　　本书主要介绍了神经外科应用解剖、诊断及诊疗技术、颅脑损伤、颅内感染、功能性脑血管病和先天性疾病。本书在内容上重点突出了神经外科理论基础和临床实践并重的特点,并且结合当前医学科学迅速发展的新形势,总结编者自身的临床实践经验和诊疗心得。全书内容全面翔实,重点突出,深入浅出,方便阅读,是一本实用性很强的医学著作。

　　尽管在本书编撰过程中,编者做出了巨大的努力,对稿件进行了多次认真的修改,但由于编写经验不足,加之编写时间有限,书中如存在不足之处,敬请广大读者提出宝贵的修改建议,以期再版时修正完善!

目　　录

第一章　中枢神经系统应用解剖 …………………………… （ 1 ）

　第一节　头皮及颅骨 ……………………………………… （ 1 ）

　第二节　脑膜、脑池及脑室 ……………………………… （ 5 ）

　第三节　脊髓 ……………………………………………… （ 6 ）

　第四节　脑 ………………………………………………… （ 8 ）

　第五节　脑神经与脊神经 ………………………………… （ 11 ）

　第六节　颅骨及脑的主要体表标志 ……………………… （ 17 ）

第二章　神经系统病变的定位和定性诊断 ………………… （ 19 ）

　第一节　脑神经损害的定位诊断 ………………………… （ 19 ）

　第二节　瘫痪的定位诊断 ………………………………… （ 24 ）

　第三节　感觉障碍的定位诊断 …………………………… （ 30 ）

　第四节　颅内压增高的鉴别诊断 ………………………… （ 32 ）

第三章　临床常用诊疗及诊断技术 ………………………… （ 42 ）

　第一节　常用诊疗技术 …………………………………… （ 42 ）

　第二节　X线检查 ………………………………………… （ 50 ）

　第三节　CT检查 ………………………………………… （ 57 ）

　第四节　磁共振成像 ……………………………………… （ 64 ）

第四章　颅脑损伤 …………………………………………… （ 75 ）

　第一节　头皮损伤 ………………………………………… （ 75 ）

　第二节　颅骨损伤 ………………………………………… （ 81 ）

　第三节　脑损伤 …………………………………………… （ 87 ）

　第四节　开放性颅脑损伤 ………………………………… （ 92 ）

第五章　功能性神经外科疾病 ……………………………………（ 96 ）

　第一节　癫痫 ………………………………………………………（ 96 ）

　第二节　帕金森病 …………………………………………………（110）

　第三节　面肌痉挛 …………………………………………………（122）

　第四节　三叉神经痛 ………………………………………………（127）

　第五节　舌咽神经痛 ………………………………………………（132）

　第六节　痉挛性斜颈 ………………………………………………（137）

第六章　颅内感染 …………………………………………………（152）

　第一节　脑脓肿 ……………………………………………………（152）

　第二节　颅骨感染性疾病 …………………………………………（154）

第七章　脊柱脊髓疾病 ……………………………………………（157）

　第一节　椎管内肿瘤 ………………………………………………（157）

　第二节　椎间盘突出症 ……………………………………………（158）

　第三节　脊髓损伤 …………………………………………………（164）

参 考 文 献 ………………………………………………………（177）

第一章　中枢神经系统应用解剖

第一节　头皮及颅骨

一、头皮

头皮是被覆在头顶穹窿部的软组织,按位置可分为额顶枕区和颞区。

(一)头皮的层次

1.额顶枕区　额顶枕区前起眶上缘,后至枕外粗隆和上项线,侧方至颞上线。软组织由浅入深依次为皮肤、浅筋膜、帽状腱膜和枕额肌、腱膜下疏松结缔组织、颅骨外膜。由于皮肤与帽状腱膜之间借致密结缔组织小梁牢固连接,故浅部三层紧密结合不易分离,通常将此三层合称为头皮。

(1)皮肤:头部皮肤厚且致密,含有丰富的毛囊、汗腺等,是疖肿和皮脂腺囊肿的好发部位;血供丰富,外伤时出血较多但再生能力极强,伤口愈合快。

(2)浅筋膜:由致密结缔组织和脂肪组织构成。此层感染时,渗出物不易扩散,早期即可压迫神经末梢引起剧痛。由于血管壁多与纤维小隔紧密相连,当血管破裂时,出血较多,常需压迫或缝合止血,不宜钳夹止血。

(3)帽状腱膜和枕额肌:此层为一块具有扁肌腹的二腹肌,两肌腹之间为白色坚韧的膜状结构,即帽状腱膜,头皮损伤或手术时必须缝合腱膜,以利于伤口愈合。

(4)腱膜下疏松结缔组织:为帽状腱膜和颅骨外膜之间的薄层疏松结缔组织,它将颅内的硬脑膜窦与颅外的浅静脉相连。若此层出血或化脓,可迅速蔓延扩散至整个颅顶。此处感染可经导静脉向颅内蔓延,故临床上常称此层为颅顶部的危险区。

(5)颅骨外膜:由致密结缔组织构成,为薄而致密的膜,在颅缝处连接紧密。

2.颞区　颞区位于颅顶的两侧,软组织由浅入深依次为皮肤、浅筋膜、颞筋膜、颞肌及颅骨外膜。

(1)皮肤:较额顶枕区稍薄,移动性较大,无论纵向或横向切口,皆易缝合。

(2)浅筋膜:此层内脂肪组织和纤维小隔较少,其内有血管和神经。

(3)颞筋膜:上方附着于颞上线,向下在接近颧弓处分为浅、深两层,分别附着于颧弓上缘的内、外侧面。

(4)颞肌:起自颞窝的颅骨外膜和颞筋膜深层的深面,肌束经颧弓深面,止于下颌骨冠突。

(5)颅骨外膜:比较薄,与颞区骨面紧密相贴,很少发生骨膜下血肿。

(二)颅顶部的血管和神经

浅筋膜内的血管和神经呈放射状从四周向颅顶汇集,按其位置可分为前侧、外侧和后侧三组。

1.前侧　滑车上动、静脉及滑车上神经由眶上缘内侧至额部,眶上动、静脉和眶上神经经眶上孔(切迹)到达额部,分布于额顶区软组织;动脉均来自于眼动脉,神经均为眼神经的分支。

2.外侧　包括耳前和耳后两组。耳前组有颞浅动、静脉及其伴行的耳颞神经,分布于颞区和额顶区软组织;耳后组包括耳后动、静脉及枕小神经,主要分布于耳后和枕外侧部软组织。

3.后侧　枕动、静脉和枕大神经等,分布于枕区;枕动脉来自颈外动脉,枕大神经为第2颈神经后支的皮支。

颅顶血管和神经的行径与分布特点的临床意义:①由于血管和神经从颅周围向颅顶走行,在行头皮单纯切开术时,应采取纵向放射状切口,以免损伤血管和神经;②开颅手术做皮瓣时,皮瓣蒂应在下方,以保护蒂内的血管、神经主干,利于皮瓣的成活及保留感觉功能;③由于颅顶的神经分布互相重叠,故局部麻醉时,如仅阻滞某一支神经,常得不到满意效果,需扩大神经阻滞的范围。

二、颅骨

颅骨借枕外粗隆—上项线—乳突根部—颞下线—眶上缘的连线分为颅盖骨和颅底骨。颅盖骨由内、外骨板和板障构成,分为额骨、枕骨(各1块)顶骨、颞骨(各2块)。颅底骨由蝶骨、筛骨(各1块)构成,分为颅前、颅中、颅后窝。

(一)颅盖骨

颅盖骨分为外板、板障和内板三层,颅骨的穹窿部,内骨膜与颅骨内板结合不紧密,故颅顶骨折时易形成硬膜外血肿。翼点在颞窝内,为额、顶、蝶、颞四骨相汇合处,内面有脑膜中动脉前支经过,此处遭受暴力打击时,骨折碎片可伤及此动脉,形成硬膜外血肿。

(二)颅底骨

蝶骨嵴和岩骨嵴将颅底分为颅前、颅中、颅后窝。

1.颅前窝　由额骨的眶板、筛板、蝶骨体前部和蝶骨小翼构成,以蝶骨小翼后缘与颅中窝分界,内容纳大脑额叶。颅前窝中央凹下,在正中的纵行骨嵴为鸡冠,鸡冠两侧为筛板,构成鼻腔顶,筛板上有筛孔,由嗅神经穿过入颅连接嗅球;筛板两侧为眶上壁,借此壁颅前窝与眼眶相隔。颅前窝骨质菲薄,易发生颅底骨折。伤及眶板时,易造成眶内或结膜下血肿;伤及筛板时,易造成鼻出血和脑脊液鼻漏,同时可引起嗅觉障碍。

2.**颅中窝**　主要由蝶骨、颞骨组成,可分为正中部和两个外侧部,以颞骨岩部上缘和鞍背与颅后窝分界,容纳大脑颞叶和垂体。垂体位于蝶鞍中央的垂体窝内,窝的前面有交叉前沟,该沟的两端经视神经管通眼眶,视神经经视神经管由眼眶入颅腔,管的外侧有前床突;窝的后面为鞍背及后床突。

两侧部的前上方有眶上裂,第Ⅲ、第Ⅳ、第Ⅵ对脑神经和第Ⅴ对脑神经的眼神经,都经此裂出入颅腔。眶上裂内侧端的后下方有圆孔、卵圆孔和棘孔,眼神经穿圆孔、下颌神经穿卵圆孔出颅,脑膜中动脉穿棘孔入颅腔。在颞骨岩部前上面,近破裂孔处有三叉神经压迹,三叉神经压迹后外方为鼓室盖。

海绵窦:位于蝶鞍两侧,向前达眶上裂的内侧部,向后至颞骨岩尖部,左、右海绵窦借横支相连。海绵窦内有结缔组织小梁,将窦腔分隔成小的腔隙。海绵窦通过岩上窦和岩下窦,将血液分别引向横窦和颈内静脉。窦的外侧壁内,自上而下有动眼神经、滑车神经、三叉神经的眼神经及上颌神经通过;窦的内侧壁上部与垂体相邻,窦内下方有颈内动脉通过,外下方有展神经通过。海绵窦因有这些重要的脑神经通过,一旦发生病变或损伤,可出现海绵窦综合征,即上述神经麻痹或神经痛、眼结膜充血及眼睑、视盘水肿等。

3.**颅后窝**　由蝶骨体、颞骨岩部和枕骨共同组成,前界为岩骨嵴,后界为枕横沟。容纳小脑、脑桥和延髓。

颅后窝一旦骨折,因为血肿可压迫延髓出现呼吸抑制而死亡。如伤及颈静脉孔的神经时,可出现颈静脉孔综合征,表现为舌音语言障碍,腭弓麻痹伴有鼻音,声音嘶哑,逐渐发生吞咽困难,导致吸入性肺炎。

第二节　脑膜、脑池及脑室

一、脑被膜

在颅骨与脑之间有三层被膜,由外向内为硬脑膜、蛛网膜和软脑膜,三层膜合称为脑膜,具有保护和支持的作用,并通过被膜的血管营养脑和脊髓。

(一)硬脑膜

硬脑膜是一厚而坚韧的双层膜。外层是颅骨内面的骨膜,称为骨膜层;内层较外层厚而坚韧,与硬脊膜在枕骨大孔处续连,称为脑膜层。

硬脑膜内层在某些部位形成一些板状隔,分隔颅腔,伸入各脑部之间的特殊结构包括大脑镰、小脑幕、小脑镰、鞍膈。

两层硬脑膜在一些部位彼此分开,在腔隙内面衬有内皮细胞,形成硬脑膜窦。

(二)蛛网膜

蛛网膜包绕整个脑,但不深入脑沟内,与软脑膜之间的许多结缔组织小梁相连,其间为蛛网膜下隙,内含脑脊液和较大的血管。

1.蛛网膜下池　脑蛛网膜下隙在某些部位扩大成为蛛网膜下池,其中最大的是在小脑与延髓背面之间的小脑延髓池,临床上可在此进行蛛网膜下隙穿刺。

2.蛛网膜颗粒　脑蛛网膜在上矢状窦的两侧形成许多绒毛状突起,突入上矢状窦内,称为蛛网膜颗粒。脑脊液通过这些颗粒渗入硬脑膜窦内,回流入静脉。

(三)软脑膜

软脑膜是紧贴于脑表面的一层透明薄膜,血管丰富,并伸入沟裂,由软脑膜形成的皱襞突入脑室内,形成脉络丛,产生脑脊液。软脑膜对脑起着重要的营养作用。

二、脑室与脑池

脑室为脑内彼此相通而大小、形态各异的腔。脑室系统包括成对的侧脑室和单一的第三脑室、中脑水管、第四脑室、脊髓中央管、终池及它们之间的交通孔道，构成一个完整的脑室系统。在各脑室中皆有脉络丛产生脑脊液。在脑表面的凹陷处，蛛网膜下隙扩大，称为脑池，可分为小脑延髓池、脑桥池、环池、四叠体池、脚间池等。

自两侧侧脑室产生的脑脊液，通过室间孔流至第三脑室，再经中脑水管流至第四脑室，然后通过其正中孔和左、右侧孔流至枕大池、脑桥小脑三角池和脑桥池，最后向上流至小脑蛛网膜下隙，经环池、四叠体池、脚间池和交叉池，至大脑半球表面的蛛网膜下隙；向下流至脊髓蛛网膜下隙。

第三节　脊髓

脊髓与脑相比是分化较低、功能较低级的部分，与 31 对脊神经相连，后者分布到躯干和四肢。在正常生理状况下，脊髓的许多活动是在脑的调控下完成的，但脊髓本身也能完成许多反射活动。

一、脊髓的位置与外形

脊髓位于椎管内，上端平枕骨大孔处与延髓相连，下端在成人平第 1 腰椎体下缘（新生儿可达第 3 腰椎下缘平面），全长 42～45cm，最宽处横径为 1～1.2cm。脊髓有两个梭形的膨大，即颈膨大和腰骶膨大。脊髓末端变细，称为脊髓圆锥，自此处向下延为细长的无神经组织的终丝，长约 20cm，向上与软脊膜相连，向下在第 2 骶椎水平以下由硬脊膜包裹，止于尾骨的背面。

脊髓在外形上没有明显的节段性，但每一对脊神经及其前、后根的根丝附着范围的脊髓即构成一个脊髓节段，共分为 31 个节段，即 8 个颈节、12 个胸节、5 个腰节、5 个骶节和 1 个尾节。

　　与脊髓相连的脊神经前、后根汇合形成脊神经,经相应的椎间孔离开椎管。因为脊髓比脊柱短,腰、骶、尾部的脊神经前后根要在椎管的硬膜囊内下行一段距离,才能到达各自相应的椎间孔,这些在脊髓末端平面以下下行的脊神经根称为马尾。临床上常选择第 3、4 或第 4、5 腰椎棘突之间进针行脊髓蛛网膜下隙穿刺或麻醉术,以避免损伤脊髓。

二、脊髓的内部结构

　　脊髓由灰质和白质两大部分组成。在脊髓的横切面中央有一细小的中央管,围绕中央管周围是 H 形的灰质,灰质的外周是白质。中央管纵贯脊髓,管内含脑脊液,此管向上通第四脑室,向下在脊髓圆锥内扩大为一梭形的终室,长 8~10cm。

(一)脊髓灰质

　　自颈髓至骶髓,脊髓灰质呈一连续的蝶形细胞柱,其前方、后方、侧方的突出部分,分别称为前柱、后柱和侧柱。在脊髓横断面上,上述的突出部分则称为前角、后角、侧角。前角主要支配躯干及四肢的横纹肌,后角接受从脊髓后根传来的感觉性冲动,发出轴突进入白质组成上行传导束或与前角细胞联络;后角和前角之间的灰质称为中间带,可能与内脏的感觉和运动有关;侧角主要与自主神经功能有关。

(二)脊髓白质

　　在脊髓的表面有纵长的沟、裂,按沟、裂与脊髓前根、后根的位置关系,将白质分为 3 个索。后正中沟与后根之间的白质为后索,前、后根之间的白质为侧索,前根与前正中裂之间的白质为前索。

　　各索内分布许多传导束,上行传导束包括薄束、楔束和脊髓丘脑束,下行传导束主要是皮质脊髓束,支配骨骼肌随意运动的神经传导通路。

三、脊髓的功能

脊髓的功能表现在两方面：①上、下行传导路的中继站；②反射中枢。

脊髓反射是指脊髓固有的反射，其反射弧并不经过脑，但在正常情况下，其反射活动是在脑的控制下进行的，可分为躯体反射和内脏反射。

第四节　脑

脑位于颅腔内，一般可将脑分为六部分：大脑、间脑、中脑、脑桥、延髓和小脑，通常将中脑、脑桥和延髓合称为脑干。

一、脑干

脑干是位于脊髓和间脑之间的较小部分，自下而上由延髓、脑桥和中脑组成。脑干位于颅后窝前部，其中延髓和脑桥的腹侧邻接颅后窝前部的斜坡，背面与小脑相邻。延髓呈锥形，其向上与脑桥，向下与脊髓相连，中脑头端与间脑相接，脑干背侧与小脑相连。内部结构主要有神经核、上下行传导束和网状结构。

二、小脑

小脑位于颅后窝内，前面隔第四脑室与脑干相邻，上方借小脑幕与大脑半球枕叶相隔。

小脑可分为蚓部和半球部，绒球位于半球的下面，其后方为小脑扁桃体。扁桃体邻近枕骨大孔，当颅内压增高时，可造成小脑扁桃体疝。

小脑由表面的皮质、深部的髓质及小脑核构成。皮质位于小脑表面，并向内部深陷形成沟，由神经元的胞体和树突组成；小脑核位于小脑内部，埋于小脑髓质内，共有 4 对，由内向外依次为顶核、球状核、栓状核和齿状核;小脑髓质(白质)。小脑的白质由 3 类纤维构成:①小脑皮质梨状细胞发出的轴突终止于小脑中央核和中央核投射至小脑皮质的纤维。②相邻小脑叶片间或小脑各叶之间的联络纤维。③联系小脑和小脑以外其他脑区的传入、传出纤维,主要组成 3 对小脑脚,即小脑上脚、中脚、下脚。

三、间脑

间脑位于脑干与大脑之间,连接大脑半球和中脑,中间有一窄腔即第三脑室,分隔间脑的左、右部分。间脑一般被分为 5 个部分,即背侧丘脑、后丘脑、上丘脑、底丘脑和下丘脑。其中以下丘脑最为重要。

下丘脑位于背侧丘脑的下方,组成第三脑室侧壁的下半和底壁,上方借下丘脑沟与背侧丘脑分界,前端达室间孔,后端与中脑被盖相续。下面最前部是视交叉,视交叉的前上方连接终板,后方有灰结节,向前下移行于漏斗,漏斗下端与垂体相接,灰结节后方有一对圆形隆起,称为乳头体。

下丘脑纤维联系复杂,归纳起来有四方面的纤维联系。

1.与垂体的联系　　主要是由下丘脑的神经元产生激素,沿轴突送至神经垂体(垂体后叶)或送至正中隆起,后者再通过其垂体门静脉送至腺垂体(垂体前叶)。此外,下丘脑神经元也可将神经内分泌物质释放入第三脑室的脑脊液,由特化的室管膜细胞——伸长细胞吸收,再经伸长细胞的突起释放入正中隆起的毛细血管丛。

2.与背侧丘脑的联系　　主要通过乳头丘脑束与丘脑前核相联系,该束纤维由下丘脑乳头体核发出至丘脑前核,是丘脑前核的主要传入纤维。

3.与脑干和脊髓的联系　　重要的是与自主神经核群相联系,通过前脑内侧束接受来自脑干的纤维;经背侧纵束向下投射到脑干和脊髓自主神经节前神经元。

4.与边缘系统的联系　　包括借终纹与杏仁体相联系;借穹窿与海

马结构相联系;借前脑内侧束与隔区相联系。

四、大脑

大脑包括左、右两半球及连接两半球的中间部分。大脑半球被覆灰质,称为大脑皮质,其深方为白质,称为髓质,髓质内的灰质核团为基底神经节。大脑半球的髓质主要由联系皮质各部和皮质与皮质下结构的神经纤维组成,可分为 3 类:①联络纤维是联系同侧半球内各部分皮质的纤维,其中短纤维联系相邻脑回称弓状纤维。长纤维联系本侧半球各叶,其中主要的有钩束、上纵束、下纵束、扣带。②连合纤维是连合左右半球皮质的纤维。包括胼胝体、前连合和穹窿连合。③投射纤维由大脑皮质与皮质下各中枢间的上、下行纤维组成,大部分经过内囊。大脑半球深部结构包括基底核、间脑和内囊,间脑已在前文提及,不再赘述。基底核为大脑半球内的灰质核团,包括尾状核、豆状核、屏状核和杏仁核。尾状核与豆状核合称为纹状体,豆状核由苍白球和壳核组成。根据种系发生又把尾状核和壳核称为新纹状体,苍白球称为旧纹状体。内囊位于丘脑背侧、尾状核和豆状核之间的白质板。在水平切面上呈向外开放的 V 字形,分内囊前肢、内囊膝和内囊后肢三部分。

大脑半球表面凹凸不平,布满深浅不同的沟,称为脑沟,沟间的隆凸部分称为脑回。

1.额叶 位于中央沟以前。在中央沟和中央前沟之间为中央前回。在其前方有额上沟和额下沟,被两沟相间的是额上回、额中回和额下回。额下回的后部,由外侧裂的升支和水平支分为眶部、三角部和盖部。额叶前端为额极。额叶底面有直回和眶回,其最内方的深沟为嗅束沟,容纳嗅束和嗅球。嗅束向后分成内侧和外侧嗅纹,其分叉界出的三角区称为嗅三角,也称为前穿质,前部脑底动脉环的许多穿支血管由此入脑。在额叶的内侧面,中央前回、后回延续的部分,称为旁中央小叶。

2.顶叶 位于中央沟之后,顶枕裂与枕前切迹连线之前。在中央沟和中央后沟之间为中央后回。横行的顶间沟将顶叶余部分为顶上小叶和顶下小叶。顶下小叶又包括缘上回和角回。

3.颞叶　位于外侧裂下方,由颞上、中、下沟分其为颞上回、颞中回和颞下回。隐在外侧裂内的是颞横回。在颞叶的侧面和底面,在颞下沟和侧副裂间为梭状回,侧副裂与海马裂之间为海马旁回,围绕海马裂前端的沟状部分称为海马沟。

4.枕叶　位于顶枕裂和枕前切迹连线之后。在内侧面,距状裂和顶枕裂之间为楔叶,与侧副裂后部之间为舌回。

5.岛叶　位于外侧裂的深方,其表面的斜行中央沟将其分为长回和短回。

第五节　脑神经与脊神经

一、脑神经

脑神经属周围神经,是从脑内发出的左右成对的神经,共有 12 对,分别为嗅神经、视神经、动眼神经、滑车神经、三叉神经、展神经、面神经、前庭蜗神经、舌咽神经、迷走神经、副神经和舌下神经。除迷走神经分布可扩展至胸腔和腹腔的内脏器官之外,其余脑神经的分布均仅限于头颈部,现分别阐述如下。

1.嗅神经　由特殊内脏感觉纤维组成,由上鼻甲以上和鼻中隔以上部分黏膜内的嗅细胞中枢突聚集而成,包括 20 多条嗅丝。嗅神经的主要功能是将气味的感觉传递给大脑半球的嗅球。嗅神经穿过筛孔进入颅前窝,连于嗅球。

嗅神经病变主要包括外伤和肿瘤。半数以上的嗅神经损伤都是额部直接暴力所致,且同时伴有鼻窦骨折。伤后随即出现一侧或双侧嗅觉减退或丧失,常伴有脑脊液鼻漏。若为双侧完全嗅觉丧失,持续 2 个月以上,则常难恢复。

2.视神经　由特殊躯体感觉纤维组成,传导视觉冲动。由视网膜节细胞的轴突在视盘处会聚,再穿过巩膜而构成视神经。视神经在眶内行向后内,穿视神经管入颅,连于视交叉,再经视束连于间脑。

视神经病变主要包括视神经炎、视神经萎缩和肿瘤等疾病。

3.动眼神经　为运动性神经,含有躯体运动和内脏运动两种纤维。躯体运动纤维起于中脑动眼神经核,一般内脏运动纤维起于动眼神经副核,主管眼球向上、向下、向内等方向的运动和提上睑及收缩瞳孔。

动眼神经自脚间窝出脑,紧贴小脑幕缘及后床突侧方前行,进入海绵窦侧壁上部,再经眶上裂眶,出颅后立即分为上、下两支。上支支配上直肌和上睑提肌。下支支配下直肌、内直肌和下斜肌。由下斜肌支分出一个小支称为睫状神经节短根,它由内脏运动纤维组成,进入睫状神经节交换神经元后,分布于睫状肌和瞳孔括约肌,参与瞳孔对光反应和调节反射。

动眼神经麻痹时,出现上眼睑下垂,眼球向内、向上及向下活动受限而出现外斜视和复视,并有瞳孔散大,调节和聚合反射消失。

4.滑车神经　是脑神经中最细的神经,为运动性神经,主管眼球向外下方的运动。滑车神经起于中脑下丘平面对侧滑车神经核,自中脑背侧下丘方出脑;自脑发出后,绕过大脑脚外侧前行,穿经海绵窦外侧壁向前,经眶上裂入眶,越过上直肌和上睑提肌向前内侧行,进入并支配上斜肌。

5.三叉神经　三叉神经为混合神经,感觉部分收集来自面部和头部的信息,运动部分则控制咀嚼肌。感觉部分的胞体组成位于颞骨岩部尖端的三叉神经节,而运动部分从脑桥与脑桥臂交界处出脑,再并入下颌神经,一同经卵圆孔穿出颅部。

三叉神经分出三条分支。第一分支为眼神经,向前进入海绵窦外侧壁,经眶上裂入眶,分布于额顶部、上睑和鼻背皮肤,以及眼球、泪腺、结膜和部分鼻腔黏膜。主要负责眼裂以上之皮肤、黏膜的感觉,分支包括泪腺神经、额神经,鼻睫神经。第二分支为上颌神经,主管眼、口之间的皮肤、黏膜之感觉，如颊部、上颌部皮肤、鼻腔黏膜、口腔黏膜上部及上颌各牙的感觉。自三叉神经节发出后，立即进入海绵窦外侧壁，之后经圆孔出颅，进入翼腭窝，再经眶下裂入眶，续为眶下神经。上颌神经分支分布于上颌各牙、牙龈、上颌窦、鼻腔和口腔的黏膜，以及睑裂间的面部皮肤和部分硬脑膜。分支包括眶下神经、颧神经、上牙槽神经、翼腭神经。第三支为下颌支，是三支中最粗大的分支。自三叉神经节发出后，经卵圆孔出颅腔达颞下窝，立即分为许多支。其中特殊内脏运动纤维支配咀嚼肌。一般躯体感觉纤维分布于下颌各牙、牙龈、舌前 2/3 和口腔底黏膜，以及耳颞区和口裂以下的面部皮肤。分支包括耳颞神经、颊神经、舌神经、下牙槽神经、咀嚼肌神经。

三叉神经痛是在面部三叉神经分布区内短暂的、反复发作的阵发性剧痛，又称痛性抽搐。疼痛多由一侧上颌支或下颌支开始，逐渐扩散到两支，甚至三支均受累。

6.展神经　属运动性神经，主管眼球向外方向的运动。纤维起自脑桥展神经核，在脑桥延髓沟中线两旁出脑，向前行经眶上裂入眼眶，支配眼的外直肌。此神经受损时，患眼不能向外转动，出现内斜视。

7.面神经　是以运动性神经为主的混合神经，由感觉、运动和副交感神经纤维组成，主管面部表情肌的运动、主管一部分涎腺的分泌及舌前 2/3 的味觉感觉和泪腺的分泌等。

面神经核位于脑桥，分为上下两部分，上部分受双侧大脑皮质运动区的支配，并发出运动纤维支配同侧颜面上半部的肌肉，核的下半部分仅受对侧大脑皮质的支配，并发出运动纤维支配同侧颜面下半部的肌肉。

面神经由两个根组成，一是较大的运动根，自脑桥小脑三角区，脑桥延髓沟外侧部出脑；另一是较小的混合根，称为中间神经，自运动根的外侧出脑，两根进入内耳门合成一干，穿内耳道底进入与中耳鼓室相邻的面神经管，先水平走行，后垂直下行由茎乳孔出颅，向前穿过腮腺到达面部，在面神经管内有膨大的膝神经节。面神经穿经面神经管及最后穿出腮腺时都发出分支。

(1)面神经管内的分支包括：①鼓索，传导味觉冲动及支配下颌下腺和舌下腺的分泌；②岩大神经，含副交感分泌纤维，支配泪腺、腭及鼻黏膜的腺体分泌；③镫骨肌神经，支配鼓室内的镫骨肌。

(2)面神经的颅外分支：面神经出茎乳孔后即发出三小支，支配枕肌、耳周围肌、二腹肌后腹和茎突舌骨肌。面神经主干前行进入腮腺实质，在腺内分支组成腮腺内丛发分支至腮腺前缘，分布于面部诸表情肌。①颞支：支配额肌和眼轮匝肌；②颧支，支配眼轮匝肌及颧肌；③颊支，支配颊肌、口轮匝肌及其他口周围肌；④下颌缘支，分布于下唇诸肌；⑤颈支，支配颈阔肌。

面神经麻痹分为中枢型和周围型。①中枢型，为核上组织受损时引起，出现病灶对侧颜面下部肌肉麻痹。从上到下表现为鼻唇沟变浅，口角歪向病灶侧，不能吹口哨和鼓腮等。多见于脑血管病变、脑肿瘤和脑炎等。②周围型，为面神经核或面神经受损时引起，出现病灶同侧全部面肌瘫痪，从上到下表现为不能皱额、皱眉、闭目、角膜反射消失，鼻唇沟变浅，不能露齿、鼓腮、吹口哨，口角歪向病灶对侧，多见于受寒、耳部或脑膜感染、神经纤维瘤引起的周围型面神经麻痹；此外还可出现舌前 2/3 味觉障碍。

8.前庭蜗神经 神经干分为蜗神经与前庭神经两部分。蜗神经的感觉神经元胞体位于内耳蜗轴内的螺旋神经节，为双极神经元，周围突分布于螺旋器的毛细胞，中枢突在内耳边聚成蜗神经，止于脑干的蜗神经前、后核，传入听觉冲动。前庭神经的感觉神经元胞体位于内耳道底的前庭神经节，是双极神经元，周围突分布于内耳的球囊斑、椭圆囊斑和壶腹嵴的毛细胞，中枢突聚成前庭神经，止于脑干的前庭核群及小脑，传入平衡觉冲动。

两根神经都出内耳门，同行入颅腔，称为前庭蜗神经，其功能是把与听觉和平衡觉有关的神经冲动传入脑。当前庭蜗神经完全损伤时，则表现为伤侧耳聋及前庭功能丧失；部分损伤时，可出现眩晕、眼球震颤和听力障碍。

内听道位于颞骨岩部内,岩部的后面近中央处,长约 1cm,为内耳门的开口,其形状和大小差异较大。蜗神经、前庭神经、面神经及内听动、静脉均通过内听道。蜗神经行经内下开口,前庭上神经行经外上开口,前庭下神经行经外下开口,分清它们的排列关系,可便于内耳手术时定位。

9.舌咽神经　为混合神经,起自脑桥延髓沟外侧,与迷走神经、副神经一起由颈静脉孔出颅,分布于舌及咽部,主管咽喉部黏膜的感觉、一部分涎腺的分泌和舌后 1/3 的味觉,是舌及咽部的重要痛觉传入神经。

舌咽神经损伤表现为舌后 1/3 味觉消失,舌根及咽峡区痛觉消失,咽肌收缩力弱,泌涎障碍。

10.迷走神经　属混合性神经,是人的脑神经中最长和分布范围最广的一组神经,含有感觉、运动和副交感神经纤维。除与第Ⅸ对舌咽神经一起主管咽喉部肌肉的运动外,还负责心脏、血管、胃肠道平滑肌的运动。

迷走神经于舌咽神经根丝的下方自延髓橄榄的后方出入脑,经颈静脉孔出颅腔。之后下行于颈内、颈总动脉与颈内静脉之间的后方,经胸廓上口入胸腔。在胸部,左、右迷走神经的走行和位置各异。左迷走神经在左颈总动脉与左锁骨下动脉之间下降至主动脉弓的前面,经左肺根的后方,分出数小支分别加入左肺丛,然后在食管前面分散成若干细支参与构成食管前丛,并向下延续成迷走神经前干;右迷走神经经右锁骨下动脉的前面,沿气管右侧下降,继在右肺根后方分出数支,参加右肺丛,然后分出分支在食管后面构成食管后丛,在食管下端合成迷走神经后干。迷走神经前、后干向下与食管一起穿膈的食管裂孔进入腹腔,至贲门附近,前、后干分为终支。

迷走神经的分支包括:①颈部的分支,如喉上神经、颈心支、咽支、耳支、脑膜支;②胸部的分支,如喉返神经、支气管支;③腹部的分支,如胃前支、肝支、胃后支、腹腔支。

迷走神经性疾病一般是指各类刺激由迷走神经反射,引发内脏血管突然扩张和心搏加速,进而造成血压降低、脑部缺氧,甚至短暂昏迷等。

11.副神经　为运动性神经,由颅根及脊髓根组成。颅根起自疑核,自迷走神经根丝下方出延髓。脊髓根起自脊髓颈部的副神经脊髓核,这些纤维出脊髓上行,经枕骨大孔入颅腔,与颅根合并成副神经干。然后与舌咽神经、迷走神经一同自颈静脉孔出颅腔。来自颅根的部分支配咽喉骨骼肌,来自脊髓根的部分支配斜方肌和胸锁乳突肌。

副神经受损时,可出现一侧肌力下降或肌肉萎缩。

12.舌下神经　主要由躯体运动纤维组成,主管舌肌运动。由舌下神经核发出,自延髓的前外侧沟出脑,经舌下神经管出颅,下行于颈内动、静脉之间,前达舌骨舌肌的浅面,在下颌下腺管的下方穿颏舌肌入舌,支配全部舌内肌和舌外肌。舌下神经只受对侧皮质脑干束支配。

单侧舌下神经麻痹时伸舌舌尖偏向病侧,舌下神经核上性病变时,伸舌舌尖偏向病灶对侧。双侧麻痹者则不能伸舌。

二、脊神经

脊神经共有 31 对,其中颈神经 8 对、胸神经 12 对、腰神经 5 对、骶神经 5 对、尾神经 1 对。脊神经由脊髓发出,主要支配身体和四肢的感觉、运动和反射。

脊神经由与脊髓相连的前根和后根在椎间孔合并而成。前根属运动性,由位于脊髓灰质前角和侧角及骶髓副交感核的运动神经元轴突组成。后根属感觉性,由脊神经节内假单极神经元的中枢突组成。脊神经节是后根在椎间孔处的膨大部,为感觉性神经节,主要由假单极神经元胞体组成。

脊神经出椎间孔后立即分为前支、后支、脊膜返支。脊神经后支一般都较细小,按节段地分布于项、背、腰、骶部深层肌肉及皮肤。脊神经前支粗大交织成丛,然后再分支分布。脊神经前支形成的丛有颈丛、臂丛、腰丛和骶丛。

第六节　颅骨及脑的主要体表标志

　　在人体表面,常有骨或肌的某些部分形成的隆起或凹陷,可看到或摸到的,称为体表标志。临床上常利用这些标志作为确定深部器官位置、判断血管和神经走向及穿刺定位等的依据。

　　颅部的骨性标志对了解相对应的颅内结构,尤其脑组织的重要功能部位,以便在进行颅脑手术时尽量避免或减少损伤,有重要的临床意义。现将颅脑重要的体表标志阐述如下。

　　1.翼点　　为额骨、顶骨、蝶骨和颞骨四骨相汇合处,在颧弓中点上方3～4cm处,额骨颧突后3cm是颅骨的薄弱部位,其深面附近的沟内有脑膜中动脉的前支经过,翼点还是外侧裂下缘的起点。由于脑膜中动脉前支在骨内,故出血往往难以停止。当骨折线经过此处,不仅容易发生颅内血肿,而且在开放性损伤时,难以止血,常因现场处理不及时而引起患者血压下降,甚至死亡。

　　2.关键孔　　位于颧骨、额骨、蝶骨三骨在眶外侧面的交汇点上方15mm左右及翼点前方30mm左右,相当于额缝、颧缝、蝶缝交汇点向上的延长线与经过翼点至眶上缘最高点连线的交点,是临床上经眶顶部手术常用的钻孔部位,尤其是在经翼点入路开颅时,此孔位置的正确性可确保颅底的充分暴露;Mac Carty关键孔较关键孔低1cm左右,位于颧颞线上,此孔的上一半在颅内,暴露硬脑膜,下一半暴露眶周,上下两半之间被眶顶隔开。

　　3.颞上线　　由额骨颧突外缘向上后至冠状缝的弧形线,系颞肌附着的上缘,与下颞线并行,其末端正对乳突上嵴的尾端,为颞浅筋膜的附着缘。

　　4.颧弓　　由颧骨的颞突和颞骨的颧突共同构成,位于眶下缘和枕外隆凸之间连线的同一水平面上,下方一横指处为腮腺管。颧弓下缘与下颌切迹之间的半月形中点,为咬肌神经封闭及上、下颌神经阻滞麻醉的进针点。

5.乳突　位于外耳下方,其根部前缘的前内方有茎乳突,面神经由此出颅。乳突深面的后半部为乙状沟,容纳乙状窦。行乳突根治术时,应防止损伤乙状窦和面神经。

6.眉弓　位于额骨眶上缘上方 1.5cm 的弓形隆起,眉弓适对大脑额叶的下缘,内侧份的深面有额窦。

7.眉间　位于鼻额点上方约 2cm 处,两眉弓之间的中点。

8.前囟点　自眉间向后 13cm 处,为冠状缝与矢状缝汇合处,故又称冠矢点。新生儿前囟位于此点。前囟膨出是颅内压增高的体征。

9.枕外隆凸　位于枕部向后最突出的隆起,其深面为窦汇。枕外隆凸的下方有枕骨导血管,颅内压增高时此导血管常扩张。若颅后窝开颅术沿枕外隆凸做正中切口,应注意勿伤及枕骨导血管和窦汇,以免导致大出血。

10.上项线　是由枕外隆凸向两侧延伸的弓形骨峰,其深面为横窦。

11.额结节　额结节位于额部外面最突出处,位于眉弓上方约 5cm 处,深面适对额中回。

12.顶结节　位于顶骨外面中央的最突出部,下方约 2cm 处的深面适对大脑外侧裂的末端。

13.矢状缝　自鼻根部至枕外隆凸的中点连线是为矢状缝,其深面为矢状窦,但应注意大多数人的矢状窦中后部略偏右侧。

14.冠矢点　在鼻根延矢状缝后 13～14cm 处,或鼻根与枕外隆凸连线的前中 1/3 交界处,冠矢点与两翼点间连线为冠状缝。冠状缝是额顶区的分界线。

15.人字点　人字点在枕外隆凸沿矢状缝向上 6～7cm 处。它与星点或乳突后缘的连线是人字缝,为顶枕区的分界线。新生儿后囟位于此点。

16.星点　在外耳道中心的后方 3.5cm 和外耳道至枕外隆凸连线上方 1.5cm 处,是枕骨、顶骨、颞骨在乳突后上方的汇合点,相当于人字缝的下端,也是横窦向下弯曲移行为乙状窦处。

17.角回　位于顶结节后方 3～4cm 处的深方。

第二章　神经系统病变的定位和定性诊断

第一节　脑神经损害的定位诊断

【视神经损害的定位】

视神经通路自视网膜、经视神经、视交叉、视束、外侧膝状体、视放射至枕叶视觉皮质,路径很长,易于受损。

1.视神经损害　病侧眼视力减退或全盲,伴直接光反应消失,但间接光反应存在,眼底可见视神经乳头萎缩。多见于各种原因引起的视神经炎,脱髓鞘性病变以及外伤、肿瘤压迫等。

2.视交叉损害　视交叉中央损害时,视神经双鼻侧纤维受损,产生双颞侧偏盲,多见于鞍区肿瘤,特别是垂体瘤。如病变扩及视交叉外侧累及病侧的颞侧纤维时,则患侧眼全盲,对侧眼颞侧偏盲。见于鞍区肿瘤、视交叉蛛网膜炎等。

3.视束损害　病灶同侧视神经颞侧纤维和对侧视神经鼻侧纤维受损,产生病侧眼鼻侧偏盲,对侧眼颞侧偏盲,即对侧同向偏盲,伴有"偏盲性瞳孔强直"(光束自偏盲侧照射瞳孔,不出现瞳孔对光反射,自另侧照射时则有对光反射)。多见于鞍区肿瘤。

4.视放射病变　也出现对侧同向偏盲,但因瞳孔光反射的传入纤维已进入丘脑外侧膝状,故无偏盲性瞳孔强直。此外,视放射向后上方和下方纤维逐渐分开,故可出现同向上象限性盲(下方纤维受损)或同向下象限性盲(上方纤维受损)。多见于内囊血管性病变和颞顶叶肿瘤。

5.视觉皮质损害　一侧病变时视野改变同视放射病变,出现对侧同向偏盲或上下象限性盲。双侧视皮质损害时,视力丧失,但对光及调视反射存在,称皮质盲;刺激病变时,可出现光幻视或形象幻视。多见于枕叶的脑血管病、肿瘤及变性病变。

【眼动障碍的定位诊断】

眼球运动由动眼、滑车及展神经完成,眼动障碍可由上述神经单个或同时损害引起。临床以动眼神经麻痹和展神经麻痹多见。

1.动眼神经损害

(1)核性损害:动眼神经核群为一细长的细胞团块,位于中脑的上丘水平大脑导水管周围,双侧自上而下的排列为提上睑肌核、上直肌核、内直肌核、下斜肌核和下直肌核,各核两侧相距甚近,而前后距离相对较远。因此,中脑病变时,多表现为双侧的某些眼肌单个麻痹,而前端的 Edinger-Wesphal 核常不累及,故瞳孔多正常。见于脑干脑炎、脑干肿瘤及脱髓鞘病变。

(2)核下性损害:表现为眼睑下垂,眼球外下斜位、向上、向下、向内运动受限,瞳孔散大,对光反应消失。因走行各段邻近结构不同,表现也不同:

1)中脑病变:为髓内段动眼神经纤维受损,常累及同侧尚未交叉的锥体束,故出现病灶侧动眼神经麻痹,伴对侧中枢性面、舌瘫及肢体上运动神经元性瘫痪(Weber 综合征)。见于中脑梗死,肿瘤及脑干脑炎等。

2)颅底病变:仅有一侧动眼神经麻痹,多见于大脑后动脉瘤、小脑幕切迹疝等。

3)海绵窦病变:早期可仅有动眼神经麻痹,但此处病变常累及滑车神经和展神经,故多为全眼麻痹。此外,因同侧三叉神经Ⅰ、Ⅱ支也受损害,而有颜面该两支神经范围内感觉减退或三叉神经痛发作,角膜反射减弱或消失,如眼球静脉回流受阻,尚有眼球突出、结合膜充血、水肿等。见于海绵窦血栓形成、海绵窦动静脉瘘等。

4)眶上裂病变:同海绵窦病变,但无眼球静脉回流受阻症状,并因动眼神经入眶上裂分为上、下两支,故有时仅表现为部分眼肌麻痹。见于该处肿瘤、外伤等。

5)眶内病变:同眶上裂病变外,因同时累及视神经,而出现视力减退,视神经乳头水肿。见于眶内肿瘤、炎症等。

(3)核上性损害:表现为双眼协同运动障碍,如双眼侧视麻痹或同向偏斜,或双眼上视或(和)下视不能[可伴瞳孔对光反应或(和)调视反射消失],系脑干或皮质眼球协同运动中枢受损引起多见于脑干肿瘤、炎症、脱髓鞘病变以及大脑半球血管病变、肿瘤等。

2.展神经损害　表现为眼球内斜视、外展受限。

(1)核性损害:展神经核位于脑桥面丘水平,被面神经所环绕。该处病变时表现为病灶同侧眼球外展不能,内斜视和周围性面瘫,因病变常累及同侧未交叉的锥体束,故还出现对侧肢体上运动神经元性瘫痪。多见于脑干梗死及肿瘤。

(2)核下性损害

1)颅底病变:展神经在颅底行程较长,故很易受损,可为单侧或双侧,出现一侧或双侧眼球外展受限或不能。见于颅底炎症、斜坡肿瘤、颅底转移癌、颅内压增高等。

2)海绵窦、眶上裂和眶内病变:同上。

3.核上性损害　表现为双眼同向运动障碍,系脑干或皮质眼球同向中枢病变引起。

(1)侧视麻痹:同向侧视中枢有两个:

1)脑桥侧视中枢:位于展神经核附近或其中,发出纤维经内侧纵束至同侧展神经核及对侧动眼神经核的内直肌核,使同侧外直肌和对侧内直肌同时收缩,产生双眼球向同侧的侧视运动。

2)皮质侧视中枢:主要在额中回后部,下行纤维支配对侧脑桥侧视中枢,使双眼受意志支配同时向对侧侧视。

上述两个侧视中枢的病变均可引起侧视麻痹。脑桥侧视中枢病变时,常损及邻近的面神经核和未交叉的皮质脊髓束,而出现同侧周围性面瘫和对侧肢体上运动神经元性瘫痪及双眼不能向病灶侧注视而凝视病灶对侧(患者凝视自己的瘫痪肢体,Foville 综合征)。见于脑桥梗死、肿瘤和脱髓鞘病等。皮质侧视中枢病变时,双眼不能向病灶对侧注视,且因受对侧(健侧)侧视中枢的影响,双眼向病灶侧偏斜(患者凝视自己病灶);但当病变较轻产生刺激症状时,则双眼向病灶对侧偏斜。由于皮质其他部位的代偿作用,皮质侧视中枢产生的侧视麻痹多为一过性。见于内囊部位的脑血管病、额叶肿瘤等。

(2)垂直运动麻痹:垂直运动脑干中枢位于中脑四叠体和导水管周围灰质,皮质中枢不明。中脑病变时引起双眼不能同时上视或(和)下视,可伴瞳孔对光反应或(和)调节反射消失。见于中脑的血管病变和脱髓鞘病以及肿瘤,刺激症状时偶可产生双眼痉挛性上视,见于帕金森综合征等。

【面肌瘫痪的定位诊断】

面部表情肌的运动由面神经主管。面神经主要为运动神经,其核位于脑桥,接受来自大脑皮质运动区下 1/3 面肌代表区发出的皮质脑干束支配,其中面神经上组核(发出纤维支配额肌、皱眉肌及眼轮匝肌等)接受双侧皮质脑干束支配,而下组核(发出纤维支配颊肌、口轮匝肌、笑肌及颈阔肌等)仅接受对侧皮质脑干束支配。面神经出脑后与位听神经伴行经内耳孔及内耳道后折入面神经管内,最后出茎乳孔至支配的肌肉。其行程中发出镫骨神经至镫骨肌,接受司舌前 2/3 味觉的鼓索神经等。行程各部因邻近解剖结构不同,故临床表现也多有不同,据此可进行面肌瘫痪的定位诊断。

1.中枢性面瘫　即核上性损害,相当于肢体的上运动神经元性瘫痪,表现为病灶对侧下组面肌瘫痪——口角下垂、鼻唇沟变浅、示齿口角歪向健侧、鼓腮及吹口哨不能等。

(1)皮质运动区病变:除中枢性面瘫外,多合并有面瘫同侧以上肢为主的上运动神经元性肢体瘫痪及舌瘫;也可为刺激症状,表现为面部或同时有肢体的局限性运动性癫痫发作。见于额叶占位性病变、脑膜脑炎等。

（2）内囊病变：除中枢性面瘫外，因病变同时累及皮质脊髓束、丘脑皮质束及视放射，而出现面瘫同侧的肢体上运动神经元性瘫痪、偏身感觉障碍及同侧偏盲，称为"三偏征"。见于脑血管病及占位性病变。

2.周围性面瘫　即核下性损害，相当于肢体的下运动神经元性瘫痪。除下组面肌瘫痪外，还有上组面肌瘫痪（如抬额、皱眉不能、额纹消失，眼睑闭合不全等）。

（1）脑桥病变：在脑桥内，面神经核发出纤维环绕展神经核出脑。当脑桥病变累及面神经时，展神经及位于脑桥腹侧的锥体束均难于幸免，故出现病灶同侧的周围性面瘫、展神经麻痹，及病灶对侧肢体的上运动神经元性瘫痪。见于脑桥梗死、肿瘤及多发性硬化等。

（2）小脑脑桥角病变：除面神经受损外，因累及邻近的三叉神经、位听神经及小脑，故周围性面瘫外，还分别出现面部麻木、疼痛、咀嚼肌无力及萎缩，耳鸣、耳聋、眩晕以及共济失调等，称为"桥小脑角综合征"。多见于该部肿瘤（尤以听神经瘤、胆脂瘤多见），蛛网膜炎等。

（3）面神经管病变：除周围性面瘫外，因镫骨神经和鼓索神经也常受累，常伴听力过敏和舌前 2/3 味觉丧失。多见于面神经炎、乳突炎及手术损伤等。如病变位于膝状神经节，则因多系带状疱疹病毒感染所致，故有耳廓部的带状疱疹。

（4）茎乳孔以外：仅有病侧周围性面瘫。见于腮腺肿瘤等。

3.肌源性面瘫　双侧面肌肌肉活动障碍引起，双眼闭合及示齿不能、表情呆滞、饮水自口角外流。见于重症肌无力、肌营养不良等。

【球（延髓）麻痹的定位诊断】

司咽、喉、腭肌和舌肌运动的脑神经核，为位于延髓内的疑核和舌下神经核，发出纤维经由舌咽、迷走和舌下神经出脑，支配软腭、咽肌、声带和舌肌。疑核和舌下神经核的中枢支配为源自中央前回下方的皮质脑干束。当上述神经通路受损而出现构音、发声及吞咽障碍时，称之为"球麻痹"。

1.真性球麻痹 为一侧或双侧延髓病变或舌咽、迷走及舌下神经病变所致,表现为声音嘶哑、构音不清、吞咽困难、软腭下垂、咽反射消失、伸舌偏斜或不能、舌肌萎缩并有肌纤维震颤。急性者见于急性感染性多发性神经炎,椎-基底动脉闭塞等。慢性者多见于肌萎缩侧索硬化症,脑干肿瘤、延髓空洞症等。

2.假性球麻痹 为双侧皮质运动区或皮质脑干束损害所致,因疑核受双皮质干脑侧束支配,一侧病变时不发生症状。除构音、发声及吞咽障碍外,与真性球麻痹不同处为咽反射存在,无舌肌萎缩及震颤,且常伴有双侧锥体束征和病理性脑干反射,如吸吮反射(以手指触碰患者上唇,引起吸吮样动作)和掌颏反射(快速划手掌尺侧,引起同侧下颌收缩),智力多减退,双侧内囊病变时尚有哭强笑表现。见于两侧先后发生的脑血管病、散发性脑炎、运动神经元病等。

第二节　瘫痪的定位诊断

瘫痪是指肌肉的收缩无力至完全不能。根据其无力程度分为不完全性瘫痪,(轻瘫、肌力检查为 1～4 度)和完全性瘫痪(肌力为 0 度)两种。产生瘫痪的原因有三种:

【神经源性瘫痪】

根据运动通路受损的部位又分为:

1.上运动神经元性瘫痪 皮质运动区至支配脊髓前角的锥体束发生病变所产生的瘫痪。特点是:

(1)瘫痪范围较广泛。

(2)由于锥体束损害后牵张反射的释放,瘫痪肢体上肢屈肌、下肢伸肌肌张力增高,称为痉挛性瘫痪。但急性期(休克期)肌张力低下,呈弛缓性瘫痪。

(3)正常受抑制的腱反射被释放,出现腱反射亢进。

(4)正常被抑制的原始反射又复出现,即病理反射阳性。

(5)除久病后瘫痪肢体呈失用性萎缩外,无肌肉萎缩。

(6)电检测无变性反应。皮质运动区损害引起的瘫痪虽也属上运动神经元生瘫痪,但临床表现多不全相同。

2.下运动神经元性瘫痪　脊髓前角、前根、神经丛及周围神经损害后引起的瘫痪,其特点是:

(1)瘫痪多较局限。

(2)由于牵张反射弧的中断引起瘫痪肢体肌张力减低,呈现弛缓性瘫痪。

(3)反射弧传出通路的损害导致腱反射减低或消失。

(4)不出现病理反射。

(5)因运动神经兴奋传导障碍导致一部分肌纤维失用,加之末梢部位的乙酰胆碱释放减少,致使交感神经营养作用减弱,肌肉萎缩明显。

(6)电检测呈变性反应。

【肌源性瘫痪】

肌肉本身或神经肌接头部位病变所引起的瘫痪。

【功能性瘫痪】

为癔症引起的瘫痪。瘫痪的定位可根据临床上肢体瘫痪的部位和范围,按单瘫、双下肢瘫、偏瘫和四肢瘫分别进行定位诊断如下:

1.单瘫(指一个肢体或一个肢体的某一部分的瘫痪)的定位诊断

(1)大脑皮质运动区(前中央回)损害:司躯体各部位运动的锥体细胞,在前中央回呈特殊的倒立状排列,故其下部病变出现对侧上肢上运动神经元性瘫痪,如病变在优势半球累及额下回后部 Broca 区时,还可伴有运动性失语。上部病变出现对侧下肢上运动神经元性瘫痪。病变如局限于皮质时,瘫痪始终为弛缓性,与一般上运动神经元性瘫痪后期为痉挛性者不同:当病变引起刺激症状时,瘫肢还可出现局限性运动性癫痫发作而无明显瘫痪。多见于肿瘤、血管病和外伤等。

　　(2)脊髓半横贯性病变

　　1)胸段病变:因同侧皮质脊髓束受损,引起同侧下肢上运动神经元性瘫痪;病变同时累及后索及脊髓丘脑束,分别引起损害水平以下同侧感觉和对侧痛温觉减退,称为"脊髓半横贯综合征"。

　　2)腰段病变:损及同侧脊髓前角,出现病变侧下肢运动神经元性瘫痪,常伴有下肢放射性痛和感觉减退等马尾症状,以上均多见于脊髓压迫病的早期。

　　(3)脊髓前角病变:颈膨大(颈5~胸1)支配上肢的肌肉运动,腰膨大(腰2~骶2)支配下肢的肌肉运动,上述部位病变可分别引起上、下肢部分肌肉下运动神经元性瘫痪,并因刺激作用,伴有瘫肌的肌纤维震颤。病变如仅限于前角时,无感觉障碍,多见于脊髓前角灰质炎等。伴浅感觉分离则见脊髓空洞等。

　　(4)脊神经前根病变:所产生的瘫痪与前角损害者相同,但肌纤维震颤较粗大,称肌纤维束性震颤,此外病变常同时累及邻近的后根,故多伴有相应的根性分布的感觉障碍,如上、下肢的放射性疼痛,浅感觉的减退、丧失,热过敏等。多见于神经根炎,增生性脊柱炎,早期椎管内占位性病变。

　　(5)神经丛损害:近端损害同相应的脊神经前根损害的症状,远端者则表现为其组成的有关神经干损害症状。

　　以臂丛近端病变为例:①臂丛上干型损害(上臂丛瘫痪):为颈5~6神经根受损,表现上肢近端和肩胛带肌肉瘫痪、萎缩、上肢不能上举、屈肘和外旋。肱二头肌腱反射和桡骨膜反射消失,上肢桡侧放射性疼痛和感觉障碍,前臂肌肉和手部功能正常。多见于外伤、产伤等;②臂丛下干型(下臂丛瘫痪)为颈7~胸1神经根受损表现,肌肉瘫痪和萎缩以上肢远端包括手部为主,尺侧有放射性疼痛和感觉障碍,可有Horner征。多见于肺尖肿瘤、锁骨骨折、颈肋等。

　　(6)神经干病变:神经干为混合神经,损害后除引起该神经支配的肢体部分肌肉的下运动神经元性瘫痪外,并有相应区域内的感觉和自主神经障碍,后者如皮肤发凉、发绀、指(趾)甲脆变或呈现沟状,严重时皮肤出现难愈的溃疡等。

以下介绍常见的神经干损害:

1)桡神经损害:桡神经主要支配上肢伸肌肌群,损害后突出表现为手腕下垂,腕及手指不能伸直,感觉障碍仅见于拇、示指背侧小三角区。高位损害时则上肢伸肌全瘫痪,前臂桡侧感觉亦受累。多见于外伤和压迫性病变,少数也见于铅、砷及酒精中毒。

2)尺神经损害:尺神经主要支配尺侧腕、指屈肌和骨间肌,损害后表现为掌屈力弱,小指活动和拇指内收不能,各指分开、并拢不能,骨间肌、小鱼际肌萎缩而呈爪状。

3)正中神经损害:尺神经主要支配前臂的旋前、掌屈、指屈和拇指对掌等肌肉,损害后出现前臂旋前困难,手腕外展屈曲以及第一、二、三指屈曲不能,鱼际肌明显萎缩形成"猿手",伴第一指至第三指及无名指的桡侧感觉减退,早期可有灼性神经痛。外伤及压迫性病多见。腕部操作时主要表现为拇指运动障碍,见于腕管综合征。

4)坐骨神经干损害:坐骨神经主要支配股后侧肌群和小腿肌肉,损伤后的主要特点有:沿坐骨神经走行(从臀部向股后、小腿后外侧)的放散性疼痛,股后侧肌群、小腿和足部肌力减退肌肉萎缩,致屈膝及伸、屈足困难。小腿外侧痛觉减退,牵拉坐骨神经时出现疼痛,故 Kemig 征、Laseque 征等阳性。多见于炎症、梨状肌综合征等。

5)腓总神经损伤:腓总神经支配下肢的腓骨肌及胫骨前肌群,损伤后出现足下垂(致行走呈跨阈步态),足、趾不能背屈,足不能转向外侧,小腿前外侧肌肉萎缩,小腿前外侧及足背皮肤感觉障碍。常见于外伤。

2.双下肢瘫痪的定位诊断

(1)双侧旁中央小叶病变:双下肢上运动神经元性瘫痪,但多呈弛缓性,可有双下肢运动性癫痫发作,并有失抑制性高张力型膀胱障碍。见于该部位占位性病变及上矢状窦病变。

（2）脊髓病变

1）脊髓横贯性损害：损害平面所支配的肌肉因前角受损，呈现下运动神经元性瘫痪，损害平面以下肢体因皮质脊髓束受损，呈现上运动神经元性瘫痪（脊髓休克期可为弛缓性瘫）；损害平面以下所有深、浅感觉减退或消失；括约肌障碍因脊髓损害水平不同而异，骶髓以上急性病变的休克期，表现为失张力性膀胱，但休克期过后，如膀胱反射弧的功能恢复，可逐渐转变为反射性膀胱，此外损害平面以下尚有泌汗、皮肤营养及血管舒缩障碍。多见于脊髓压迫性病变、急性脊髓炎及脊髓损伤。

胸、腰节段损害的具体表现如下：①胸段（胸髓 2～12）：双下肢呈上运动神经瘫痪，病灶水平以下的全部感觉缺失，大、小便障碍，受损髓节支配的躯干部位常有神经根性痛或束带感；②腰膨大（腰 1～骶 2）：双下肢呈下运动神经元性瘫痪，下肢及会阴部全部感觉丧失，大小便障碍，伴有下腰或（和）下肢的神经根性痛。

2）脊髓其他损害：①腰膨大部的两侧脊髓前角损害：出现双下肢下运动神经元性瘫痪而不伴有感觉和括约肌障碍，偶见于脊髓前角灰质炎；②胸髓两侧侧索损害：引起双下肢上运动神经元性瘫痪而无其他脊髓横贯损害症状，见于脊髓压迫病的早期和原发性侧索硬化症；③胸髓两侧侧索和后索损害：双下肢上运动神经元性瘫痪，伴有深感觉丧失和感觉性共济失调，肌张力和腱反射改变视侧索和后索何者损害为主而定，如当后索损害为主时下肢肌张力减退，腱反射消失。见于营养代谢障碍引起的后侧索硬化综合征和 Friedrich 型家庭遗传性共济失调症。

3）双侧腰骶神经根病变：双下肢呈现下运动神经元性瘫痪，伴有下肢放射性疼痛和根性分布的浅感觉障碍，因骶神经根受损，出现失张力性膀胱。见于脊髓蛛网膜炎，中央型椎间盘突出等。

3.偏瘫的定位诊断

（1）大脑皮质损害：大脑广泛性损害累及整个中央前回时，可引起对侧中枢性偏瘫及面、舌瘫，可伴对侧肢体局限性运动性癫痫发作。优势半球病变时，并伴有运动性失语，累及中央后回时常有皮质觉障碍。

多见于脑膜炎。

（2）内囊病变：由于锥体束、丘脑皮质束及视放射均在内囊通过，因此内囊损害后除出现病灶对侧中枢性偏瘫及面、舌瘫外，可伴有对侧偏身感觉障碍以及对侧同向偏盲，即"三偏综合征"。常见于脑血管病变和肿瘤等。

（3）半卵圆中心病变：由于上、下行的感觉和运动通路及其支配颜面和上、下肢的纤维在此呈扇形分散排列，病变常使各种纤维受损程度不同，因此偏瘫常表现为上下肢和颜面受累程度不同，运动与感觉障碍的轻重也不相平行。多见于颅内肿瘤及血管病变。

（4）脑干病变：因脑干病变损害所在平面同侧的脑神经运动核和髓内的核下纤维，以及未交叉到对侧去的皮质脊髓束，而出现病灶同侧脑神经的周围性瘫痪，对侧肢体上运动神经元性瘫痪，称为交叉性瘫痪。多见于脑干肿瘤、炎症及血管病变。

不同损害平面其表现也各异。如：

1）脑病变：病灶侧动眼神经麻痹、对侧中枢性面、舌瘫及肢体瘫痪。

2）脑桥病变：病灶同侧展神经及面神经麻痹、对侧中枢性舌瘫及肢体瘫痪。

3）延髓病变：病灶同侧球麻痹或舌下神经麻痹，对侧肢体瘫痪。

（5）脊髓病变：见于颈髓半横贯性损害。高颈段病变表现为病灶同侧上、下肢上运动神经元瘫痪，颈膨大病变则表现为病灶侧上肢下运动神经元性瘫痪，下肢上运动神经元性瘫痪，同时伴有病灶侧损害水平以下深感觉障碍，对侧痛温觉障碍（脊髓半切综合征）。

4.四肢瘫的定位诊断

（1）大脑皮质和皮质下广泛病变：双侧中枢性面、舌瘫、四肢上运动神经元性瘫痪，同时因双侧皮质脑干束受损而有吞咽和构音障碍等假性球麻痹症状，因皮质感觉区病变而有皮质性感觉障碍，并有失语和癫痫大发作等。见于脑膜脑炎。内囊双侧病变，除双侧偏瘫和躯体感觉障碍外，有强迫性哭、笑等精神症状。多见于先后两次发作的脑血管病。

(2)脑干双侧病变:双侧偏瘫伴感觉障碍外,并有双侧损害水平的脑神经麻痹。见于脑干肿瘤、脑干脑炎等。

以上病变如仅侵及双侧锥体束,表现为双侧肢体上运动神经元性瘫痪伴有假性球麻痹而无感觉障碍。见于原发性侧索硬化症。

(3)颈髓双侧病变

1)颈髓横贯性损害:①高颈段病变:四肢上运动神经元性瘫痪,病灶水平以下全部感觉丧失,大小便障碍,可能出现膈肌麻痹或刺激症状(呼吸困难或呃逆),以及后颈部向枕部放散的神经根性疼痛;②颈膨大部病变:双上肢下运动神经元性瘫痪、双下肢上运动神经元性瘫痪、病变水平以下全部感觉缺失、大小便障碍、常伴有 Homner 征(颈髓 1 侧角受损),并可有向上肢放射的神经根性疼痛。

2)其他脊髓损害:①颈髓侧索双侧损害:四肢上运动神经元性瘫痪,不伴感觉障碍,极少数患者可有括约肌障碍。见于原发性侧索硬化症;②双侧颈髓前角及侧索损害,因损及颈膨大前角细胞而呈现上肢下运动神经元性瘫痪;下肢则因侧索受损而呈现上运动神经元性瘫痪。见于肌萎缩侧索硬化症;③脊髓双侧前角病变:四肢呈现下运动神经元性瘫痪,无感觉及膀胱障碍。见于进行性脊肌萎缩症。

(4)周围神经损害:四肢呈下运动神经元性瘫痪,伴有套式感觉障碍。见于 Guillain-Barre 综合征。

(5)肌源性瘫痪:四肢呈现弛缓性瘫痪,无感觉障碍。见于周期性麻痹、重症肌无力、癌性肌病、多发性肌炎等。

第三节　感觉障碍的定位诊断

由于感觉通路各部位损害后,所产生的感觉障碍有其特定的分布和表现,故可根据感觉障碍区的分布特点和改变的性质,判定感觉通路损害的部位。

【临床分类】

1.末梢型　表现为四肢末梢对称性手套式和袜套式分布的各种感觉减退、消失或过敏,主观表现为肢端的麻木、疼痛和各种异常感觉,如烧灼感、蚁行感等。由于自主神经纤维也同时受损,还常有肢端发凉、发绀、多汗以及甲纹增粗等自主神经功能障碍。有的则有不同程度的下运动神经元性瘫痪症状。见于四肢末梢神经炎。

2.神经干型　神经干损害后表现该神经干支配区出现片状或条索状分布的感觉障碍,伴有该神经支配的肌肉萎缩和无力。如桡神经、尺神经及腓神经损伤等。

3.神经根型　脊神经后根、脊神经节、后角或中央灰质损害后出现的感觉障碍,表现为节段性(也称根性)分布的各种感觉障碍。

(1)后根病变:各种感觉均有障碍并常伴有沿神经根分布的放射性疼痛。见于脊神经根炎、脊柱肿瘤.增生性脊椎病等。病变常同时累及前根而出现相应的下运动神经元性瘫痪症状。

(2)脊神经节病变:同神经根病变所见,尚伴有受累神经根支配区内的疱疹。见于带状疱疹。

(3)后角病变:因痛、温觉纤维进入后角的神经元受损,但部分触觉纤维及深感觉纤维则经后索传导而幸免,因而出现一侧节段性分布的痛、温觉障碍,而触觉及深感觉正常的感觉障碍,称为浅感觉分离。病变累及前角时可出现相应范围内的下运动神经元性瘫痪症状,颈8胸1侧角受累时出现该节段内的自主神经功能障碍,如 Homer 征等。见于脊髓空洞症、早期髓内肿瘤等。

(4)脊髓中央灰质病变:双侧痛温觉纤维受损而触觉及深感觉保留,出现双侧节段性分布的分离性感觉障碍。

4.脊髓传导束型　脊髓感觉传导束损害后产生损害平面以下的感觉障碍。

(1)索损害:病灶水平以下同侧深感觉减退或消失,同时出现感觉性共济失调、肌张力减低、腱反射消失。见于后侧索联合变性、早期脊髓肿瘤及神经梅毒等,单侧见于脊髓半切综合征。

(2)脊髓侧索损害:因脊髓丘脑侧束受损。产生病灶以下对侧的痛、温觉障碍。因侧索中的锥体束也难免,故常同时伴有损害水平以下肢体的上运动神经元性瘫痪。

(3)脊髓横贯损害:损害水平以下所有深、浅感觉消失。

5.脑干损害　一侧病变时,典型表现为"交叉性感觉障碍",系因传导对侧躯体深浅感觉的脊髓丘脑束受损,出现对侧躯体深浅感觉障碍;同时尚未交叉的传导同侧颜面感觉的三叉神经传导通路也受损,因此出现同侧颜面的感觉特别是痛觉障碍。见于脑血管病、脑干肿瘤等。

6.内囊损害　丘脑皮质束经内囊后肢的后 1/3 投射至大脑皮质中央后回及顶上小叶,病损后出现对侧偏身的深、浅感觉障碍,伴有对侧肢体上运动神经元性瘫痪和同向偏盲。

第四节　颅内压增高的鉴别诊断

凡由多种致病因素引起颅内容积增加,侧卧位腰椎穿刺所测得的脑脊液压力超过 1.92kPa,即为颅内压增高,若出现头痛、呕吐、视力障碍及视神经乳头水肿等一系列临床表现时,称为颅内压增高综合征。

【病因与发病机制】

根据 Monroe Kellie 原理,除了血管与颅外相通外,基本上可把颅腔(包括与之相连的脊髓腔)当作一个不能伸缩的容器,其总容积是不变的。颅内由三种内容物组成,即脑组织、血液及脑脊液,它们的体积虽都不能被压缩,但在一定范围内可互相代偿。由于颅腔的总容积不变而在不同的生理和病理情况下颅内容物的体积可变,于是就形成了两者之间的矛盾。需要有精确的生理调节来保证两者之间的平衡。如果颅内容物中某一部分体积增加时,就必然会导致其他部分的代偿性缩减来适应。这是维持正常颅内压的基本原理,若超过了一定的限度破坏了这一机制就可导致颅内压增高。三种内容物中,脑组织体积最大,但对容积代偿所起的作用最小,主要靠压缩脑脊液和脑血流量来维持正常颅内压。一般颅腔内容物容积增加5％尚可获得代偿,超过8％～10％时则出现明显的颅内压增高。

颅腔内容物增加可因多种原因引起的脑水肿、脑脊液量或脑血流量增加和颅内占位性病变等所致。如颅腔内容物正常,而因狭颅畸形、颅底凹陷症、颅骨骨瘤、畸形性骨炎或颅骨凹陷性骨折等而使颅腔容积缩小时,亦可引起颅内压增高。

1.脑水肿

(1)血管源性脑水肿:临床常见。系由于脑毛血管内皮细胞通透性增加,血-脑屏障破坏,血管内蛋白质渗往细胞外间隙,使细胞外间隙扩大所致,通常以脑白质部分水肿为著。常见于脑外伤、脑肿瘤、脑血管意外,脑炎和脑膜炎等病变的脑水肿早期。

(2)细胞毒性脑水肿:多由于脑缺血缺氧或各种中毒引起的脑水肿。缺血、缺氧或中毒,神经元、胶质细胞和血管内皮细胞膜上的钠泵障碍,钠、氯离子进入细胞内合成氯化钠,细胞内渗透压增加,水分大量进入细胞内而引起细胞内水肿。常见于脑缺血缺氧、一氧化碳及有机磷水毒性、败血症、毒血症及水电解质失衡等。此类水肿以灰质明显。

(3)间质性脑水肿:由于脑室系统内压力增加,使水分与钠离子进入脑室周围的细胞间隙,见于阻塞性脑积水。

(4)渗透压性脑水肿:当血浆渗透压急剧下降时,为了维持渗透压平衡,水分子由细胞外液进入细胞内,引起脑水肿。

2.脑脊液量增加　由于脑脊液循环通路阻塞或脑脊液生成过多(如脉络膜丛乳头状瘤、侧脑室内炎症等)、脑脊液吸收减少(如颅内静脉窦血栓形成蛛网膜下腔出血、蛛网膜粘连等)均可致脑脊液量增加,引起颅内压增高。

3.颅内容积量增加　脑外伤后脑血管扩张,颅内占位性病变,高血压脑病,呼吸道梗阻、呼吸中枢衰竭时CO_2积聚(高碳酸血症)引起的脑血管扩张,脑血容量增加,均可引起颅内压增高。

【临床表现】

颅内压增高由于病因不同而有急性和慢性之分、局部和全脑之分，其临床症状有轻重之分。

1. *颅内压增高的症状*

(1)头痛：急性颅内压增高者突然出现头痛，慢性者头痛缓慢发展。多为跳痛、胀痛或爆裂样痛，用力、咳嗽、喷嚏、排便可使头痛加重。平卧或侧卧头低位亦可使头痛加重，坐姿时减轻。早期头痛在后半夜或清晨时明显，随后头痛为持续性伴阵发性加剧。头痛机制可能与颅内压增高使颅内痛觉敏感组织受到刺激或牵拉有关。

(2)呕吐：多在头痛剧烈时发生，常呈喷射状，与进食无关，伴有或不伴有恶心。儿童患者多见。其机制可能系颅内压增高刺激延髓呕吐中枢所致。后颅凹肿瘤，呕吐多见。

(3)视神经乳头水肿：视神经乳头水肿早期表现为眼底视网膜静脉扩张、视神经乳头充血、边缘模糊，继之生理凹陷消失，视神经乳头隆起（可达 8～10 屈光度），静脉中断，网膜有渗出物，视神经乳头内及附近可见片状或火焰出血。早期视为正常或有一过性黑矇，如颅内压增高无改善，可出现视力减退，继发性神经萎缩，以致失明。视神经乳头水肿的机制，主要为颅内蛛网膜腔脑脊液压和增高，使视神经鞘内脑脊液压力增高，进而视神经受压，轴浆流动缓慢或停止，视神经乳头肿胀。

(4)脉搏、血压及呼吸的变化：急性或亚急性颅内压增高时，脉搏缓慢（50～60 次/分），若压力继续增高，脉搏可以增快。颅内压迅速增高时血压亦常增高。呼吸多为频率改变，先深而慢，随后出现潮式呼吸，也可浅而快，过度换气亦不少见。

(5)意识及精神障碍：颅内压急剧增高时可致昏迷或呈不同程度的意识障碍，如意识模糊、嗜睡等，慢性颅内压增高时，轻者记忆力减退、注意力不集中，重者可呈进行性痴呆、情感淡漠、大小便失禁。老年及中年患者精神症状多见。

(6)其他：癫痫大发作、眩晕、一侧或两侧展神经麻痹、双侧病理反射或抓握反射阳性等。

2.脑疝形成　当颅内压增高超过一定的代偿能力或继续增高时，脑组织受挤压并向邻近阻力最小的方向移动，若被挤入硬膜或颅腔内生理裂隙，即为脑疝形成。疝出的脑组织可压迫周围重要的脑组织结构，当阻塞脑脊液循环时使颅内压进一步升高，危及生命安全。临床常见的脑疝有以下两种。

(1)小脑幕切迹疝:多见于小脑膜以上病变。为部分颞叶或(和)脑中线结构经小脑幕切迹向下疝出。根据疝出的脑组织和被填塞的脑池不同可分为外侧型和中央型两种。当颞叶受挤下移时，最初为海马沟经小脑幕切迹下疝(填塞病变侧脚间池、海马沟疝)或海马回经小脑幕切迹下疝(填塞病变侧环池及大脑静脉池、海马回疝)，病变继续发展时，病变侧海马沟、海马回经小脑幕切迹向下疝出，即为颞叶全疝，以上三种颞叶组织疝小脑膜切迹疝为外侧型。若第三脑室、下丘脑等重要中线结构下移，使中脑上部前至小脑幕切迹以下，即为中央型。小脑幕切迹疝除出现一般颅内压增高的症状外，还有以下临床表现。

1)意识障碍:由清醒逐渐进入嗜睡，甚至昏迷，或由浅昏迷突然发展为中度或深度昏迷。系脑干受压，脑血流量减少，网状结构上升性激活系统功能受损所致。

2)瞳孔变化:早期病灶侧瞳孔可短暂缩小，随后患侧瞳孔逐渐散大，对光反射迟钝或消失。当脑疝终末期时，瞳孔明显散大，对光反应消失，眼球固定不动(动眼神经损害)。

3)瘫痪:病灶对侧肢体出现瘫痪，系大脑脚锥体束受损害所致。晚期也可呈去大脑强直，系中脑严重受压、缺血、损害网状结构下行性抑制系统所致。

4)生命体征改变:初期呼吸深而慢，继之出现潮式呼吸，过度换气或双吸气;晚期呼吸不规律，浅快而弱，直至呼吸停止。脉搏先慢而后快，血压先升而后降，系延髓中枢衰竭的表现。

(2)枕骨大孔疝:多见于后颅凹占位病变，也可见于小脑幕切迹疝的晚期。颅内压增高使小脑扁桃体向下疝入枕骨大孔,按发展的快慢,分为慢性型和急性型两种。

1)慢性型:早期有枕部疼痛,颈项强直,舌咽神经、迷走神经、副神经、舌下神经轻度损害,患者意识清楚。偶可出现四肢强直、呼吸轻度抑制、病情发展超出代偿能力后,生命体征迅速恶化并出现昏迷等。

2)急性型:可突然发生,也可由于腰穿,用力等促使原有的慢性型枕骨大孔疝急剧加重所致。由于延髓生命中枢受压,小脑供血障碍,颅内压迅速增高(第四脑室到中孔阻塞),临床上出现严重枕下痛及颈项强直、眩晕、吞咽困难、肌张力降低,四肢弛缓性瘫痪,呼吸及循环迅速进入衰竭状态。也可突然昏迷,呼吸停止,而后心跳停止。

【诊断】

1.确定有无颅内压增高　颅内压增高有急性亚急性和慢性之分。一般病程缓慢的疾病多有头痛、呕吐、视神经乳头水肿等症状,初步诊断颅内压增高不难。而急性、亚急性脑疾病由于病程短,病情发展较快,多伴有不同程度的意识障碍,且无明显视神经乳头水肿,此时确诊有无颅内压增高常较困难,需要进行下列检查予以确定。

(1)眼底检查:在典型的视神经乳头水肿出现之前,常有眼底静脉充盈扩张、搏动消失,眼底微血管出血,视神经乳头上下缘可见灰白色放射状线条等改变。

(2)婴幼儿颅内压增高:早期可发现前囟的张力增高,颅缝分离,叩诊如破水壶声音。

(3)脱水试验治疗:20%甘露醇 250ml 快速静脉滴注或呋塞米 40mg 静脉推后,若头痛,呕吐等症状减轻,则颅内压增高的可能性较大。

(4)影像学检查:头颅平片可发现颅骨内板压迹增宽或(和)鞍背吸收以及某些原发病的征象。脑血管造影对脑血管病、多数颅内占位性病变有相当大的诊断价值。有条件可行头颅 CT 扫描和 MRI(磁共振)检查,它对急性,亚急性颅内压增高而无明显视神经乳头水肿者,是安全、可靠的显示颅内病变的检测手段。

对疑有严重颅内压增高,特别是急性、亚急性起病、有局限性脑损害症状的患者,切忌盲目腰穿检查。只有在诊断为脑炎或脑膜炎和无局限性脑损害之蛛网膜下腔出血症,方可在充分准备后行腰穿检查。

2.明确病因　　根据病史和起病的缓急,内科系统和神经系统检查的发现,必要的实验室检查,初步确定颅内压增高的病变和病因是完全可能的。常见的病因有如下几种。

(1)颅脑外伤:脑内血肿和脑挫裂伤等。

(2)颅内肿瘤和颅内转移瘤等。

(3)脑血管病:脑出血、蛛网膜下腔出血和脑梗死等。

(4)颅内炎症和脑寄生虫病:各种脑炎、脑膜炎、脑脓肿、脑囊虫病、脑肺吸虫病、脑包虫病等。

(5)颅脑畸形:如颅底凹陷、狭颅症、导水管发育畸形、先天性小脑扁桃体下疝畸形等。

(6)良性颅内压增高。

(7)脑缺氧:心搏骤停、肺性脑病、癫痫连续状态等。

(8)其他:肝、肾衰竭、血液病、高血压脑病、各种中毒、过敏性休克等。

【鉴别诊断】

1.颅脑损伤　　任何原因引起的颅脑损伤而致的脑挫裂伤、脑水肿和颅内血肿均可使颅内压增高。急性重型颅脑损伤早期即可出现颅内压增高。少数患者可以较迟出现,如慢性硬膜下血肿等。颅脑损伤后患者常迅速进入昏迷状态,伴呕吐。脑内血肿可依部位不同而出现偏瘫、失语、抽搐发作等。颅脑 CT 能直接确定颅内血肿的大小、部位和类型,以及能发现脑血管造影所不能诊断的脑室内出血。

2.脑血管性疾病　　主要为出血性脑血管病,高血压脑出血最为常见。一般起病较急,颅内压增高的表现为 1～3 日内发展到高峰。患者常有不同程度的意识障碍。表现为头痛、头晕、呕吐、肢体瘫痪、失语、大小便失禁等。发病时常有显著的血压升高。多数患者脑膜刺激征阳性。脑脊液压力增高并常呈血性。脑 CT 可明确出血量的大小与出血部位。

3.高血压脑病 高血压脑病是指血压骤然剧烈升高而引起急性全面性脑功能障碍。常见于急进型高血压、急慢性肾炎或子痫,偶或因嗜铬细胞瘤或服用单胺氧化酶抑制剂同时服用含酪胺的食物、铅中毒、库欣综合征等。常急骤起病,血压突然显著升高至 250/150mmHg 以上,舒张压增高较收缩压更为显著。常同时出现严重头痛、恶心、呕吐、颈项强直等颅内压增高症状。神经精神症状包括视力障碍、偏瘫、失语、癫痫样抽搐或肢体肌肉强直、意识障碍等。眼底可呈高血压眼底、视网膜动脉痉挛,甚至视网膜有出血、渗出物和视神经乳头水肿。CT 检查可见脑水肿、脑室变窄。脑电图显示弥漫性慢波,α 节律丧失,对光刺激无反应。一般不做腰椎穿刺检查。

4.颅内肿瘤 可分为原发性颅内肿瘤和由身体其他部位的恶性肿瘤转移至颅内形成的转移瘤。脑肿瘤引起颅内压的共同特点为慢性进行性的典型颅内压增高表现。在病程中症状虽可稍有起伏,但总的趋势是逐渐加重。少数慢性颅内压增高患者可突然转为急性发作。根据肿瘤生长的部位可伴随不同的症状,如视力、视野的改变,锥体束损害、癫痫发作、失语、感觉障碍、精神症状、桥小脑角综合征等。头颅 CT 可明确肿瘤生长的部位与性质。

5.脑脓肿 常有原发性感染灶,如耳源性、鼻源性或外伤性。血源性初起时可有急性炎症的全身症状,如高热、畏寒、脑膜刺激症状、白细胞增高、血沉增快、腰椎穿刺脑脊液白细胞数增多等。但在脓肿成熟期后,上述症状和体征消失,只表现为慢性颅内压增高,伴有或不伴有局灶性神经系统体征。脑脓肿病程一般较短,精神迟钝较严重。CT 扫描常显示圆形或卵圆形密度减低阴影,静注造影剂后边缘影像明显增强,呈壁薄而光滑的环形密度增高影,此外脓肿周围的低密度脑水肿带较显著。

6.脑部感染性疾病　脑部感染是指细菌、病毒、寄生虫、立克次体、螺旋体等引起的脑及脑膜的炎症性疾病。呈急性或亚急性颅内压增高,少数表现为慢性颅内压增高,起病时常有感染症状,如发热、全身不适、血象增高等。部分病例有意识障碍、精神错乱、肌阵挛及癫痫发作等,严重者数日内发展至深昏迷。有些病例可出现精神错乱,表现为呆滞、言语动作减少、反应迟钝或激动不安、言语不连贯,记忆、定向常出现障碍,甚至有错觉、幻觉、妄想及谵妄。神经系统症状多种多样,重要特点为常出现局灶性症状,如偏瘫、失语、双眼同向偏斜、部分性癫痫、不自主运动。其他尚可有颈项强直、脑膜刺激征等。脑脊液常有炎性改变,如脑脊液白细胞增多,蛋白量增多,或有糖或氯化物的降低,补体结合试验阳性等。头颅 CT 可见有炎性改变。

7.脑积水　由于各种原因所致脑室系统内的脑脊液不断增加,同时脑实质相应减少,脑室扩大并伴有颅压增高时称为脑积水,也称为进行性或高压力性脑积水。在不同的时期其临床表现亦不同。婴儿脑积水主要表现为婴儿出生后数周或数月头颅迅速增大,同时囟门扩大并隆起、张力较高,颅缝分开、头形变圆、颅骨变薄变软。头部叩诊呈“破壶音”,重者叩诊时有颤动感,额极头皮静脉怒张。脑颅很大而面颅显得很小,两眼球下转露出上方的巩膜,患儿精神不振、迟钝、易激惹、头部抬起困难。可有抽搐发作、眼球震颤、共济失调、四肢肌张力增高或轻瘫等症状。脑室造影可见脑室明显扩大。CT 检查可发现肿瘤、准确地观察脑室的大小并可显示脑室周围的水肿程度。

8.良性颅内压增高　又名“假性脑瘤”,系患者仅有颅内压增高症状和体征,但无占位性病变存在。病因可能是蛛网膜炎、耳源性脑积水、静脉窦血栓等,但经常查不清。临床表现除慢性颅内压增高外,一般无局灶性体征。

9.其他　全身性疾病引起的颅内压增高的情况在临床上也相当多见。如感染中毒性脑病、尿毒症、水电解质及酸碱平衡失调、糖尿病昏迷、肝性脑病、食物中毒等。这些病发展到严重程度均可出现颅内压增高的表现。结合疾病史及全身检查多能做出明确的诊断。

【治疗原则】

1.病因治疗。

2.对症治疗　主要在降低颅内压。维持有效有血液循环和呼吸功能,增强脑细胞对病损的耐受性。

(1)降颅压药

1)脱水疗法:脱水疗法是降低颅内压、减轻脑组织水肿、防止脑疝形成的关键。成人常用 20％甘露醇 250ml,快速静滴,每 6～8 小时一次。主要在于高渗溶液在血-脑之间形成渗透压差,尽快地将脑内水分转入血液循环,并非单纯通过利尿作用。心、肾功能不全者慎用,防止发生肺水肿和加重心、肾衰竭,甘露醇不仅可以降低颅内压和减轻脑水肿,还可改善脑及体循环,防止自由基的产生,增强神经细胞耐受缺氧的能力,促进脑功能的恢复。甘油果糖注射液(布瑞得)250ml,2 次/日。用于肾功能不全患者,其脱水作用稍逊于甘露醇,但对肾功能损害小。口服可用 50％甘油盐水 50ml,3 次/日。

2)利尿剂:主要是抑制肾小管对钠、氯、钾的重吸收,从而产生利尿作用。由于大量利尿使机体脱水从而降低颅内压。呋塞米 40～60mg 静脉注射或 50％葡萄糖 40mg＋呋塞米 40～60mg 静推 1～3 次/日,也可加入甘露醇内快速静滴;口服剂量一次 20～40mg,3 次/日。依他尼酸钠,成人一次用量 25～50mg 加入 10％葡萄糖 20ml 中缓慢静注。还可应用乙酰唑胺,成人 0.25～0.5g,2～3 次/日,口服,用于慢性颅内压增高患者。利尿剂和脱水剂的应用,因排钾过多,应注意补钾。

3)肾上腺皮质激素:肾上腺皮质激素能改善血-脑屏障,降低其通透性,加强对水、电解质代谢的调节功能,稳定细胞膜功能和减轻细胞膜的损害;改善局部脑血流量,减轻病变区周围水肿;减少脑脊液生成;增强非特异性抗炎和解毒作用。应用肾上腺皮质激素时,应注意有无禁忌证,如溃疡病、糖尿病等,因其有抑制免疫功能,合并感染者慎用。常用药物有地塞米松 20～40mg 加入 5％～10％葡萄糖液 250～500ml

内,静脉滴注 1 次/日,或氢化可的松 200～300mg 加入 5％～10％葡萄糖 250～500ml,静脉滴注 1 次/日,短期应用后,改为口服,并逐渐减量停药。

脱水治疗时应适当限制液体入量,成人每日输入量一般不超过 2000ml,天热多汗,发热或频繁呕吐以及腹泻患者,可酌情增加,且输液速度不宜过快。

(2)减压手术:减压手术在应用脱水剂和利尿剂无效后,或颅内压增高发生脑危象早期时应用,可选用颞肌下减压,枕下减压。也可脑室穿刺引流或脑室分流术。

(3)其他疗效:低温疗法,低热能降低脑部代谢,减少脑耗氧量,降低颅内压。常用脑局部降温,用冰帽或冰袋、冰槽头部降温。

第三章　临床常用诊疗及诊断技术

第一节　常用诊疗技术

一、腰椎穿刺术

【适应证】

1.诊断性穿刺　一些神经外科的疾病常通过诊断性穿刺确定诊断,如化验脑脊液以了解出血、感染等。

2.治疗性穿刺

(1)排出脑脊液降低颅内压有助于颅内手术的进行,释放血性脑脊液可减少对脑膜及血管的刺激。

(2)注入抗生素或其他药物(鞘内治疗)。

【禁忌证】

1.显示有颅内压增高症状。

2.休克期间,病情重危或已出现脑疝体征。

3.躁动不安或难于配合的患者。

4.腰区有脑脊液漏经久不愈。

5.穿刺部位存在感染。

6.严重脊髓压迫,特别是有高颈段脊髓压迫患者。

7.出血性疾病患者,如血友病等。

【操作技术】

1.体位　一般采取侧卧位,腰背部表面与床面垂直,腰部后弓,髋关节和膝关节尽量屈曲,头颈稍向前倾,头下垫枕头使与身体保持在同一水平,特殊情况采取坐位(伏在椅靠背上)。

2.穿刺方法　穿刺间隙可在第 2 腰椎棘突间隙以下的任何腰椎棘突间隙选择,并在确定的穿刺点做指甲压痕记号,严格消毒皮肤后,以1%的利多卡因在穿刺点的各层软组织上做浸润麻醉,但勿注入蛛网膜下腔内。

在选定腰椎间隙的穿刺点,先将腰椎穿刺针刺过皮肤,接着用左手食指和拇指挟持针的前段,右手持针蒂,针尖垂直或稍倾向头侧刺入,针斜面须朝上方,以均匀的力量及速度缓慢推进穿刺针,针尖穿过黄韧带和硬脊膜时有轻度的阻力突破感,此时针尖可能进入蛛网膜下腔,抽出针芯即见脑脊液流出。若无脑脊液流出,转动针芯,缓慢进或退出针直到有脑脊液滴出;或退至皮下,稍稍改变方向后再行刺入。当肿瘤塞满腰池或马尾部严重粘连时,往往没有脑脊液流出。成功穿刺后的患者平卧 6 小时。如果有头痛、恶心,则延长平卧时间及给予对症处理。

【注意事项】

1.测压,若压力很高,仅将滴出的少量脑脊液送化验,拔针后马上静脉滴注 20%甘露醇。

2.奎氏试验(也称压颈)仅在脊髓病变或疑有横窦阻塞的患者进行。目前已很少使用。

【辅助检查】

1.测压　侧卧位腰椎穿刺测定,成人正常压力为 0.7～2.0kPa(70～200mmH$_2$O),儿童正常压力为 0.5～1.0kPa(50～100mmH$_2$O)。高于2.0kPa(200mmH$_2$O)时称为颅内压增高,低于 0.7kPa(70mmH$_2$O)时称为颅内压降低。

未曾取出脑脊液时的原始压力为初压。初压若超过正常压力,意味着颅腔内容物的体积有增加。初压低于正常,可能有椎管内完全或部分阻塞和枕骨大孔疝等存在。

取出脑脊液后的压力称为终压。

2.动力学检查　压迫双侧颈静脉,了解脑脊液压力的变化以及脊髓蛛网膜下腔是否有阻塞。但是疑有颅内压增高或颅内出血者禁做此检查,因有可能引起脑疝及加重出血。

(1)压腹试验:作为压颈试验的预先试验,腰穿后,助手以手掌压迫患者腹部 15 秒,压力上升,手放松后下降,则证实穿刺针头位于椎管蛛网膜下腔内。

(2)奎氏试验:患者侧卧位,颈部用血压表气袋缠绕,松紧适度,由一人颈部加压,另一人做记录,因较繁琐而少用。常用手指压迫两侧或一侧颈静脉,观察压力变化。

1)压迫两侧颈静脉 20 秒,压力(水柱)比初压迅速上升 0.3kPa($30mmH_2O$)以上,松手后迅速下降至初压水平,表明蛛网膜下腔通畅。

2)压迫两侧颈静脉 20 秒,压力上升缓慢不足 $30mmH_2O$,松手后15 秒内不能回到初压,表明蛛网膜下腔存在部分阻塞。

3)压迫两侧颈静脉,压力不能上升,表明蛛网膜下腔完全阻塞。

4)压迫一侧颈静脉,压力不升,压迫对侧压力升降正常,表明不升侧存在横窦或乙状窦阻塞。

5)压迫颈静脉,压力上升快、下降慢,表明穿刺针斜面开口一半在蛛网膜内,一半在蛛网膜外。

3.脑脊液化验　脑脊液化验据病情诊治需要可选做常规检查(外观、显微镜检查)、生化检查(蛋白质、糖、氯化物)及特殊检查(蛋白电泳、免疫球蛋白、酶、瘤细胞等)。

二、延髓池穿刺术

【适应证】

1.宜做腰椎穿刺,但因有禁忌证而不能做者。

2.要做下行性椎管造影,目前极少用。

3.经小脑延髓池注入空气、造影剂、药物等做诊断或治疗,目前极少用。

【禁忌证】

1.有明显颅内压增高,以及疑有枕骨大孔疝者。

2.穿刺部位有感染者。

3.不合作、体弱者及婴幼儿。

【操作方法】

1.体位　①侧卧位:头部下垫枕头,使头颈和躯干保持在同一水平,头向前倾,下颌角贴近胸部,全身肌肉放松;②坐位:头前倾,下颌贴近胸部,头额与手臂要有扶靠,其下垫薄枕。若患儿坐矮凳,由助手固定头部。

2.穿刺部位　做枕外隆凸与颈椎棘突的连线及双耳垂下缘在颈后的连线,取两连线相交点;或在颈后正中线,枢椎棘突上方凹陷处。穿刺针向眉间。

3.穿刺深度　皮肤到小脑延髓池的距离,成人为 4～6cm,小儿一般不超过 3～4cm。

4.操作步骤　剃除枕项头发并消毒皮肤,穿刺部位逐层做软组织局部麻醉(局麻药勿注入蛛网膜下腔)。术者用左手拇指沿着枕外隆凸向下按压,找到相当于或接近枕骨大孔上缘处,右手持有深度预先做标记的腰椎穿刺针,刺入左拇指按压的皮肤,向眉间的方向不偏离中线缓缓刺入,若针尖触及枕骨,可稍退出,转向尾端沿枕骨大孔边缘滑进,刺针进入 0.5cm 左右,遇到有明显的阻力顿减,感到刺破硬脊膜,进入蛛网膜下腔,拔出针芯往往可见脑脊液流出,若没有,随之每进针 1～2mm 重复观察一次。

【并发症】

只要按操作规程严密消毒,针刺方向无偏差,进针不过深,是可防止出现并发症的。主要并发症为延髓损伤,一旦发生应立即停止操作并做相应处理,严密观察。疑有后颅窝血肿时,应紧急行开颅探查。

三、脑室穿刺术

【适应证】

1.诊断性穿刺

(1)用于脑室测量、脑室造影、脑室注入染料后从脑池穿刺或腰椎穿刺,以了解脑脊液循环梗阻的部位及程度等,目前已少用。

(2)收集脑脊液做实验室检查。

2.治疗性穿刺

(1)用于排放脑室液,是暂时缓解由于各种病变导致脑室系统扩大而引起脑积水、脑疝形成的一种紧急抢救措施。

(2)开颅手术时或术后以降低脑张力和引流血性脑脊液。

(3)用于脑脊液分流手术,置入各种分流导管治疗脑积水。

(4)脑室内注入药物用以治疗颅内感染等。

(5)蛛网膜下腔出血时,脑室穿刺并行脑室持续引流作为治疗措施之一。

【禁忌证】

1.穿刺部位有感染者。

2.蛛网膜下腔出血者,若明确有动脉瘤破裂出血、动脉瘤栓塞或夹闭前最好不做引流。

3.大脑半球占位病变者,患者侧脑室往往移位受压变形,如做健侧脑室穿刺,有加重移位的可能。

4.存在明显出血倾向者,勿行脑室穿刺。

【操作方法】

1.前入法(穿刺侧脑室前角)　仰卧位,颅骨钻孔部位在发际后2cm、中线旁 2~2.5cm,进针方向与矢状面平行,指向外耳道连线或稍内侧,正常深度为 4~6cm。

2.后入法(穿刺侧脑室枕角)　多取侧卧或俯卧。颅骨钻孔部位于枕外隆凸上 4~7cm、中线旁 3cm,穿刺方向与矢状面平行,对准眶上缘中点(眉弓),穿刺深度 4.5～5.5cm。

3.侧入法(穿刺侧脑室颞角后部或三角区)　多取侧卧,或仰卧位使头稍转向对侧。颅骨钻孔在外耳道上 3cm、后 3cm 处或耳轮顶点上 1cm、后 1cm 处钻孔,穿刺针垂直方向刺入,正常深度为 4～5cm。

4.经眶穿刺法(穿刺侧脑室前角)　多用于急救时。穿刺点在眉前中点下缘穿过眼睑,在眶板前部用骨钉钉穿眶板及硬膜后,用腰穿针经骨孔刺入,方向向上 45°角与矢状面平行或稍向内侧,刺向后方,深入约 4～5cm。一般少做。

四、经皮前囟穿刺术

患儿前囟未闭时,可经前囟侧角做硬脊膜下腔、蛛网膜下腔或脑室前角穿刺,用于诊断或治疗颅内病变。

【适应证】

1.疑有硬膜下积液、积脓或血肿。

2.严重颅内压增高并有脑疝危象。

3.外伤或感染疑有脑与脑膜间局限性粘连。

【禁忌证】

1.前囟周围有感染。

2.前额部有巨大头颅血肿。

3.前囟处有脑膜膨出或前囟异常狭小者。

【操作方法】

术前剃除前囟附近头发。患儿仰卧,头近台前,助手固定头部。术者用右手持 19～20 号斜面较短的腰椎穿刺针,或斜面短的普通 7～8 号针头,经前囟侧角穿刺,其方向与前入法穿刺侧脑室额角法相同,前囟大者与矢状面平行稍向内侧刺入;前囟小者,针尖稍向外侧,刺入 0.2～0.5cm 穿过硬,脑膜时有突破减压感,表示针尖已进入硬脑膜下腔,再以毫米为进度将针缓慢向前推进,边推进边观察,遇有脑脊液或病理性改变的液体流出即表示进入蛛网膜下腔,当硬脑膜下积血、积液时,可经此交换插入一较粗大的 18 号针头进入硬脑膜下腔,再连接一引流管做持续引流。硬脑膜下血肿流出的血性液体较多,间或呈黄色;脑膜炎并发硬脑膜下积脓时,液体呈淡黄色或脓性。

若硬脑膜下无病理性液体,为明确临床诊断与治疗目的,穿刺方法按以上所述方向推进,深 3～4cm,如有减压感,拔出针芯,见有脑脊液流出,表示穿入脑室。

五、脑血管造影术

脑血管造影术是指直接穿刺或动脉导管插入法做选择性血管造影技术和数字减影血管造影技术(DSA)。

【适应证】

1.脑血管疾病,如动脉瘤、血管畸形、动静脉瘘,以及脑血管栓塞和狭窄等。

2.某些颅内外病变(如颈动脉瘤、头皮血管畸形及脑膜瘤等)引起的血供和静脉回流障碍。

3.血管内介入治疗。

【禁忌证】

1.患有严重出血倾向者。

2.对老年性动脉硬化者要慎重。

3.有严重肝、肾、心脏疾病患者。

4.碘过敏者。

5.脑疝或脑干功能衰竭或休克者。

六、外周神经肌肉活检术

外周神经肌肉活检术适合于诊断各种原因所致的周围神经病,还可用于儿童异染性脑白质营养不良、肾上腺脑白质营养不良和 Krabbe 病等的鉴别诊断。最常用于神经活检的部位为腓肠神经,经取材固定后,常规行 HE 染色、刚果红染色、俄酸染色以及各种免疫组织化学染色等,电镜标本还需做铅染色等。腓肠神经活检术应用有其局限性,因为腓肠神经为纯感觉神经,对于纯运动神经病变或以运动神经损害为主的神经病变,不能全面反映神经病理的变化和程度,尚需要做尺神经活检。取肌肉活检时,需注意固定肌纤维的方向,便于病理检查时取材。

七、神经内镜

神经内镜是属于微侵袭神经外科的范畴,也是现代神经外科在诊断和治疗方面的发展趋势。

目前有两种内镜类型,硬性内镜和软性内镜。硬性内镜是通过一系列透镜传送影像,而软性内镜则通过细致、整齐排放的纤维束传导影像。一般来说,硬性内镜可以提供比纤维内镜更清晰的影像,但纤维内镜可弯曲,而且影像不会变形。目前内镜需要满足体积小、亮度足并有不同视角的物镜的要求。除此以外,内镜要有孔或可插入器械的工作通道,以便能适合地将各种不同配套的辅助设备(如冷光源、摄像机、激光器、超声刀、冲洗器、显微手术器械等)安置或插入内镜进行操作。神经内镜还要有将内镜固定于头部的固定系统,包括配套的脑立体定向装置。

神经内镜的优点:主要是对脑组织的损伤和危险性小,术后不造成脑功能的损伤(或很轻),同时术后康复快等。

神经内镜存在的主要问题:要求有一定的空隙,否则不能使用内镜;内镜手术野小,了解周围的邻近关系有限;血液等非清亮液与物镜接触时可使视野模糊。

神经内镜主要用于病变的定性诊断与治疗,目前多用于脑室内的手术(如施行脑室内肿瘤活检或切除手术、脑室内脉络丛电灼术、第三脑室切开术以及导水管成形术治疗脑积水、分流管的植入和调整术)、透明隔囊肿切开术、蛛网膜囊肿开窗术,还可行脑实质内囊性病变的手术,在脑立体定位下行脑深部肿瘤的探查、活检及部分切除术等。

通过椎管内的不同间隙实施脊髓病变探查、活检或切除，以及在电视内镜下行脊髓空洞症的手术等。在显微手术的过程中，观察用神经内镜更多用于辅助观察，对于直视困难的区域角落，神经内镜可以发挥辅助手术切除等重要作用。目前，观察用神经内镜主要用于经单鼻孔行鞍区病变手术操作。目前，经常使用的有 0°、30°和 70°视角镜，直径 4mm 为主。

第二节　X 线检查

一、头颅 X 线检查

【检查方法】

包括常规拍摄正位（前后位）和侧位外，还可根据临床特殊需要拍摄特殊位置。如：①颏顶位：即颅底位，可观察颅底尤其颅中凹，如卵圆孔、棘孔、破裂孔等结构；②额枕位：即汤氏位，观察后颅凹、内听道、岩骨锥部、枕大孔和枕骨等处；③眼眶位：即柯氏位，观察眼眶、蝶骨大小翼和眶上裂；④53°后前斜位：即视神经孔位，观察视神经孔、前床突、眶顶和后组筛窦；⑤45°后前斜位：即斯氏位，观察内听道、岩骨锥部、乳突和内耳；⑥蝶骨局部位：观察蝶鞍情况。

【结果分析】

1.正侧位片　　是最常用的头颅 X 线摄片。

（1）后前位片：标准前后位像上岩骨与眼眶重叠，矢状缝应成一条直线与蝶骨嵴垂直，居颅骨之正中。可观察头颅之大小、形状及颅盖骨，并可通过眼眶观察岩骨及内听道。

（2）侧位片：侧位像上，蝶鞍之前床突两侧应重叠，下颌关节也应彼此重合。可观察头颅大小及形状，清楚地显示蝶鞍形态。还能看到前、中、颅后窝的关系，颅缝、血管压迹、脑回压迹及钙化松果体的位置。

随着 CT 的发展，头部平片的应用在逐渐减少。但是在观察颅骨的整体改变时 X 线平片仍有自己特殊的价值。例如在观察颅骨缺损的范围、骨折线的走向、颅骨本身的病变整体关系时要优于 CT。

头颅正侧位片的适应证：

(1)颅脑先天发育和后天因素所致头颅的大小与外形异常。儿童头颅的增大可见于各种脑积水，儿童佝偻病、婴儿慢性硬膜下血肿等。成人的头颅增大多见于生长激素垂体腺瘤，常伴有该病的其他特征如蝶鞍的扩大、鼻窦扩大、颅骨增厚、枕外粗隆肥大、下颌前突等。头颅的狭小则多见于大脑发育障碍、狭颅症等。由于涉及的颅缝不同可形成各种头颅的畸形，如舟状头、尖头、短头、偏头等。

(2)颅内压力增高。颅缝分裂与囟门增宽是幼儿、儿童颅内压增高的表现。成人颅内压增高引起蝶鞍的骨质吸收和扩大。骨质变化开始于后床突和鞍背，表现为骨质疏松、模糊。进一步加重时，鞍底亦萎缩吸收，鞍背和后床突可完全破坏消失，蝶鞍扩大类似鞍内肿瘤所引起的改变，但鞍背并不向后竖起，前床突和鞍结节的形态保持正常。

(3)颅内病理性钙化。脑寄生虫病、脑膜及脑的结核、脑肿瘤及某些脑部退行性病变(结节性硬化)可出现病理性钙化灶。

(4)局限性骨质破坏和增生。颅骨的破坏缺损常见开放性颅脑损伤、先天性颅骨裂、多发性神经纤维瘤病、颅内上皮样囊肿、颅脑手术后及某些溶骨性的颅骨病变，如颅骨结核、炎症、转移瘤和肉芽肿等。颅骨的局限性增厚见于颅骨瘤、颅骨纤维结构不良及某些成骨性的肿瘤，如颅骨血管瘤、颅骨成骨骨肉瘤等。

(5)颅颈交界的畸形。如扁平颅底、颅底凹陷症时，齿状突高过腭枕线 3mm 以上。

2.颅底片　用来观察颅底中颅窝的情况，一些颅后窝的结构如颅底的卵圆孔、棘孔、破裂孔、翼内外板和岩骨及中耳乳突均可清楚显示。内听道也经常显示较好。鼻咽癌常有颅底骨破坏。

3.内听道片　用来观察颅后窝的情况，尤其是内听道、岩椎、枕大孔和枕骨。正常人内听道管径为 4～7mm，两侧常不完全等大，但相差不应超过 2mm,超过此限度应提示病变存在。听神经瘤可引起病变侧内听道扩大。

4.蝶鞍侧位片　　用于观察蝶鞍。蝶鞍的大小因人而异,用径线测量其前后径为 8～16mm,平均 11.5mm,深度为 7～14mm,平均9.5mm。老年骨萎缩时,蝶鞍的轮廓因骨质稀疏而欠明显。鞍内肿瘤引起蝶鞍骨壁的压迫而使之呈球状扩大,严重时可有骨质结构的吸收破坏。鞍旁肿瘤常使一侧鞍背侵蚀而缩短,蝶鞍呈蝶形,上口较宽,前后径加大,亦可伴骨质吸收破坏。

5.视神经孔片　　投射时要求患者俯卧于摄影台上,肘部弯曲。两手放于胸旁,头部转向对侧,被检测眼眶放于暗盒中心。颧骨、鼻尖和下颌隆凸部三点紧靠暗盒,使头部矢状面与暗盒成 53°角,听鼻线与暗盒垂直。视神经孔在眼眶外下方显影。视神经孔扩大见于视神经和视神经鞘的原发性或继发性肿瘤。

二、脊柱 X 线检查

【检查方法】

各椎骨的椎孔相连成为椎管,脊髓由其内通过,椎管前为椎体及椎间盘,后为椎板及黄韧带,两侧为椎弓根。椎管两侧相邻椎骨的椎弓切迹形成椎间孔,脊神经由此穿出。椎骨骨折、椎间盘突出、骨质增生及骨质退行性变时,常引起脊髓和脊神经损伤。脊柱前、后位平片用来观察椎管的形态及椎骨骨质结构;侧位片用来观察椎管间隙和椎管的情况;斜位片用来观察椎间孔,椎间孔扩大和破坏是神经根肿瘤常见的征象。在腰椎并可观察椎弓有否断裂。

【结果分析】

1.脊椎 X 线检查　　主要观察脊柱的生理弯曲,椎体有无发育异常、骨质破坏、骨折、脱位、变形或骨质增生、椎弓根的形态及弓根间距有无变化,椎间孔有无扩大、椎间隙有无狭窄、椎板及棘突有无破裂或脊柱裂、脊椎横突有无破坏、椎旁有无软组织阴影。

2.椎管内肿瘤的 X 线表现　①正位片表现为椎弓根距离增大;侧位片显示椎管前后径增宽。其增大的范围和肿瘤的大小密切相关;②椎体和附件的骨质改变:椎体的变形或破坏最易出现于它的后缘。呈弧形向前凹陷;附件的改变最常见于椎弓根和椎板,亦可延及其他结构,表现为椎弓根变形、变薄甚至消失,椎板的吸收腐蚀等;③椎间孔的改变:表现为椎间孔的扩大或破坏,是神经根肿瘤常见征象;④椎管内异常钙化:见于少数脊膜瘤和血管母细胞瘤,表现为斑片状钙化影;⑤椎旁软组织块影:是肿瘤通过椎间孔向外生长所致。

3.椎体或附件的病变累　及脊髓,引起脊髓压迫征。常见的 X 线表现有:①脊椎外伤性骨折或脱位,脊椎骨折多见为椎体压缩或楔形变,亦可表现为椎体或附件的断裂。脱位为椎体之间位置排列的异常,可向前后或左右移位;②脊柱结核,显示椎间隙狭窄,伴相邻椎体骨质缺损,严重者可累及数个椎体,成后凸畸形、椎旁常有梭形软组织肿胀;③脊柱先天畸形,常见的有脊柱裂、椎体分节不全和半椎体畸形;④脊柱肿瘤,以转移瘤、脊索瘤、血管瘤等多见,可出现骨质破坏和增生。良性肿瘤的破坏边界清楚、边缘常有硬化;恶性肿瘤的骨质破坏边界模糊、形态不规则,一般都不累及椎间盘;⑤脊柱退行性骨关节病及椎间盘病变,可见椎体、附件和关节等有增生肥大,关节面及椎体边缘有硬化增生和骨刺形成。椎间盘突出病变包括变性或突出。椎间隙狭窄是椎间盘突出常见征象;⑥颈椎病时,X 线上常常显示颈椎前凸消失或呈反曲线,椎间隙变窄、骨质增生,斜位片有时可见骨刺,使椎间孔变小,颈脊神经根、椎动脉或颈髓受压而产生上肢麻木、疼痛、椎动脉供血不足及颈髓受压症状;⑦腰椎病时,正侧位显示腰椎侧凸,侧位片可见腰椎生理性前凸消失,病变椎间隙变窄,相邻椎体边缘有骨赘增生,使腰脊神经根受压产生下肢麻、痛等症状。

4.体层摄影　可对颅骨某部或脊椎某段进行检查,发现骨质改变或钙化。

三、正常 X 线表现

【头颅平片】

正常头颅因个体、年龄和性别而有明显差别。

1.颅壁　儿童较薄,成人较厚,还因部位不同而有差异。成人颅壁分内、外板及板障三层。内、外板为致密骨,呈高密度线状影,板障居其间为松质骨,密度较低。

2.颅缝　冠状缝、矢状缝及人字缝为颅盖骨缝,呈锯齿状线状透明影。儿童期比较清楚。后囟和人字缝间有时可见多余之骨块,为缝间骨,数目不定。缝间骨多无病理意义。但不可误认为骨折。

3.颅壁压迹　①脑回压迹是大脑脑回压迫内板而形成的局限变薄区,X线表现为圆形或卵圆形的较透明影,见于颅盖骨。其多少与显著程度正常差别较大。2 岁以前和成人较不明显,囟门闭合后,脑发育较快,压迹较显著;②脑膜中动脉压迹是脑膜中动脉对内板压迫所致,侧位上呈条状透明影,分前、后两支,前支较清楚,居冠状缝稍后,后支细小,较不易显示;③板障静脉压迹粗细不均,呈网状或树状排列,多见于顶骨。粗细、多少及分布正常差别较大;④蛛网膜粒压迹表现为边缘清楚而不规则的低密度区,位于额顶骨中线两旁。多在内板,有时形成薄的外突骨壳,甚至造成骨缺损。压迹本身无病理意义,但应同骨破坏鉴别。

4.蝶鞍　侧位上可观察蝶鞍大小、形状及结构。正常蝶鞍差别较大。正常蝶鞍前后径为 7~16mm,平均为 11.5mm,深径为 7~14mm,平均为 9.5mm。分为椭圆形、扁平形和圆形。蝶鞍各部厚度与密度不同,老年可因骨质疏松而密度减低。正位上可观察鞍底,呈一平台。正常宽度为 8~20mm,平均为 15mm。

5.岩骨及内耳道　后前位片可从眶内观察。内耳道两侧基本对称,大小相差一般不超过 0.5mm。内耳道宽径最大为 10mm,平均为 5.5mm。内耳道口居内端,呈弧状。

6.颅内非病理性钙斑　①松果体钙斑:侧位上居岩骨上后方,后前位上居中线。大小、形状及密度不同。成人显影率高达40％。其位置较恒定,可根据其移位方向,判断肿瘤或血肿的大致位置;②大脑镰钙斑:后前位上呈三角或带状致密影,居中线。显影率近显影率近10％;③床突间韧带骨化:侧位上呈带状致密影居蝶鞍前后床突之间,使蝶鞍呈"桥形"。显影率为4％;④侧脑室脉络丛球钙斑少见,显影率不到0.5％。

四、神经系统疾病的常见 X 线检查

【颅内肿瘤的 X 线检查】

脑瘤在头颅平片可表现为:①出现颅内压增高征;②出现脑瘤定位征,有时可估计其病理性质;③无异常发现,但仍不能除外脑瘤的存在。

1.颅内压增高征　脑瘤由于本身的占位性和继发的脑水肿使颅内容体积增加或者脑瘤梗阻脑脊液循环路径,致使颅内压增高。一般持续3～6个月即可出现X线变化。

颅内压增高的主要X线变化是颅缝增宽,脑回压迹增多而显著,蝶鞍增大及后壁骨破坏。后壁骨吸收自上而下,表现为后床突变小或消失,鞍背变短、变薄或消失。颅缝增宽多见于儿童,蝶鞍变化于成人明显。

颅内压增高多见于脑瘤,但也见于其他疾病,应作进一步检查。

2.脑瘤定位征　头颅平片上可出现以下定位征。

(1)颅壁局限性变化,接近颅壁的脑瘤可压迫或侵蚀颅壁而发生局限性骨破坏或骨增生。多见于颅盖骨。根据骨变化的部位可确定脑瘤的位置。这种变化多见于脑膜瘤。

(2)蝶鞍变化,垂体肿瘤居鞍内,可使蝶鞍呈气球状增大,鞍背还可后移并竖直,出现"鞍内型"改变,可诊断为鞍内肿瘤。蝶鞍上方肿瘤可使鞍背变短,蝶鞍扁平和开口增大,出现"鞍上型"改变。蝶鞍旁肿瘤可使同侧鞍底,甚至鞍背出现双重影像,蝶鞍增大以及同侧前床突上翘或破坏,出现"鞍旁型"改变。

（3）岩骨及内耳道变化,靠近岩骨尖和内耳道的肿瘤,如听神经瘤可使内耳道扩大、岩骨头破坏,晚期可形成骨缺损。

（4）钙斑,脑瘤较易发生钙斑,显影率为 3%～15%。根据钙斑可大致确定脑瘤位置。注意钙斑的位置与形态还能估计性质。例如蝶鞍区弧形或不规则形钙斑多为颅咽管瘤;团块状钙斑为脑膜瘤;幕上条带状钙斑则多为少突胶质细胞瘤。

（5）松果体钙斑移位,根据松果体钙斑移位方向可大致估计脑瘤位置。一侧大脑半球肿瘤使其向对侧移位。额区肿瘤使其向后下方移位,顶区肿瘤使其向下移位。

上述征象可综合出现。例如脑膜瘤可同时出现局限性骨增生、团块状钙斑、松果体钙斑移位颅内压增高等征象。

【颅脑外伤的 X 线检查】

头颅平片是诊断颅骨骨折与颅缝分裂的有效方法,但在病情危重时,则不应勉强进行。在疑有颅底骨折时,也不应作颅底摄影,因为不仅难以显示骨折,而且可加重病情,应在伤情稳定后进行,拍片要求迅速,安全。骨折的出现对于了解颅内外伤也有帮助。如骨折横过脑膜中动脉压迹,又有颅内血肿的临床表现,则在骨折下方可能有硬膜外血肿。

【椎管内肿瘤的 X 线检查】

常有椎管骨质改变,尤其在儿童。平片上于肿瘤所在平面可见椎弓根内缘变平、凹陷、椎弓根变窄或消失,椎弓根间距离增大和椎体后缘凹陷以及椎间孔增大等。增大的椎间孔边缘多整齐、致密,常见于神经纤维瘤。此外,局部还可见骨破坏、钙斑和椎旁软组织块影等。

第三节　CT检查

一、颅脑CT检查

【检查方法】

颅脑CT主要采用横断面（轴位）扫描，有时加用冠状断面扫描。横断扫多采用以听眦线（外耳孔与外眦连线）为基线，依次向头顶连续扫描10个层面，层距10mm。目前螺旋CT扫描层面更薄、扫描时间更短，通过三维重建，能更好地显示颅内的结构。根据病情，平扫之后再进行增强扫描。

【正常表现】

CT诊断主要依据是观察组织密度差异。颅骨为最高密度白影，CT值＋1000Hu。鼻窦与乳突气房内含空气为最低黑影，CT值为－1000Hu。充满脑脊液的脑室、脑池为低密度，CT值为0～16Hu。松果体及脉络丛常发生钙化而呈高密度影，CT值取决于钙含量，约40～400Hu。

正常两侧脑实质密度对称，脑皮质为薄层白带状影，髓质为深浅不等的灰影，皮质和髓质之间常有清楚的分界线。尾状核密度较高，血管与脑实质密度相仿。侧脑室边界清楚，左右两侧形状及大小对称，透明隔与三脑室在较低层面中线上，马蹄形的第四脑室显示在颅后窝层面。蛛网膜下腔为薄层低密度带，位于颅骨内板与脑皮质之间，部分区域扩大形成脑池：半球纵裂池显示较高层面，为位于中线的低密度带，外侧裂池对称位于两侧。鞍上池呈五角星形，在鞍上池前1/3可见视神经交叉。四叠体池居后方，四叠体突入池的前方。环池呈窄带状围绕中脑周边。后颅窝还可见小脑脑桥角池和枕大池。

增强检查时血中含碘量增加，使血管和组织密度增加，脑血管可显影。静脉窦与脑室脉络膜丛均因血中含碘量增强而使影像清楚。

【CT 扫描的结果分析】

1.脑实质基本病理改变　　直接显示病灶是 CT 诊断的显著优点。与周围正常密度相比,病灶可呈低密度、高密度和等密度。

(1)低密度病灶指病灶密度低于正常脑实质密度,一些肿瘤内大片坏死及囊性肿瘤均显示低密度灶,此外,脑水肿、脑梗死、脑脓肿、囊肿和液体积聚也为低密度灶。

(2)高密度病灶指病灶密度高于正常脑实质密度。见于一些肿瘤及其内的钙化、颅内出血如脑出血等。

(3)等密度病灶指病灶密度与正常脑实质密度相等或近似。此时,可从两方面推测:一是病灶周围有水肿衬托出来;二是脑室出现移位变形,中线结构向对侧移位。

2.脑室与脑池的变化　　脑室改变为脑室扩大,变形及移位。脑室扩大可分系统性和局限性两类。系统性扩大多因脑脊液循环受阻,如四脑室内肿瘤等,梗阻平面近侧因脑室压力增高而扩大,所含脑脊液增多,又称脑积水。局限性脑室扩大多由于脑室壁完整性受损,或为局部牵拉性扩大。脑室变形及移位多因脑内占位性病变直接推压脑室所致。脑池变化有扩大、变形和移位。例如鞍上肿瘤可引起鞍上池充盈缺损;脑皮质萎缩则可见蛛网膜下腔扩大。

【常见疾病的 CT 表现】

1.多数常见的颅内肿瘤,CT 检查可做出定位与定性诊断　　恶性胶质瘤常见于低密度,增强扫描环状增强,且壁上常见结节,周围低密度水肿带明显。脑膜瘤多表现为均匀高密度,边界清楚,且与颅骨、大脑镰或小脑幕相连,增强扫描有明显均匀增强效应。转移瘤呈多发灶、多在脑周边,呈小的低、高或混杂密度,增强效应多明显。鞍上有增强的稍高密度灶多为垂体瘤向鞍上延伸。颅咽管瘤多为混杂密度,往往有蛋壳样钙化。松果体瘤出现在松果体区,呈稍高密度并点状钙化、增强明显。听神经瘤为脑桥小脑角区的低或稍高密度病灶,有增强,同时可见内听道扩大与破坏。后颅窝的 CT 扫描常因伪影而导致肿瘤被漏诊或误诊,应再进行 MRI 检查明确诊断。

2.不同类型的颅脑外伤,CT 检查有特征性的表现

(1)颅内血肿:根据出血部位分为脑内血肿和脑外血肿,后者又分为硬膜外血肿及硬膜下血肿。

1)急性脑内血肿表现为脑内圆形或不规则形均匀高密度区,轮廓锐利,周围有脑水肿。如血液流入脑室或蛛网膜下腔,则积血处呈高密度影。

2)典型的硬膜外血肿表现为颅骨内板下方梭形(或凸透镜状)均匀高密度影,常有轻度占位表现。两周后,血肿内红细胞及蛋白质逐渐被分解和吸收,其密度也相应下降为等密度或低密度。硬膜外血肿常伴发局部骨折及头皮下血肿。

3)硬膜下血肿表现为颅骨内板下方新月状,薄层广泛均匀高密度区。血肿体积大时,可包绕和压迫大脑半球及脑室,将中线结构推向对侧。亚急性期,形状不变,呈等密度,可借助于灰、白质界线与颅骨间距离增宽来确定。

4)慢性硬膜下积液:表现为颅骨内板下方新月形或半月形、近于脑脊液的低密度区。多见于额颞区,累及一侧或两侧,无或只有轻微占位表现。慢性硬膜下积液多见于脑外伤后,也可能是慢性硬膜下血肿的表现之一。

(2)脑挫裂伤:脑组织发生一定程度的挫伤、裂伤、出血和水肿等。单纯挫伤以脑水肿为主,CT 平扫见边缘模糊的低密度区,病灶较大时可有占位征象。脑挫裂伤常合并脑内出血,平扫表现为边缘模糊的低密度区伴有多发点状或片状致密影。

3.脑血管病　CT 能及时确诊脑血管病,如脑出血或脑梗死,对迅速制订治疗方案和改善预后有重要价值。

(1)高血压性脑内血肿:常见于高血压动脉硬化患者,血肿好发于基底节区或(和)丘脑。CT 可反映血肿形成、吸收和囊变的演变过程——新鲜血肿为边缘清楚,密度均匀的高密度区;2~3 天后血肿周围

出现水肿带;约1周后,血肿周边开始吸收,呈溶冰状;约4周后则变成低密度灶;2个月后则成为低密度囊腔。增强扫描于吸收期可见环状增强,囊变期则无增强。此外,大的血肿可见占位征象,导致中线结构的偏移。脑内血肿破入脑室,可导致脑室内积血、脑室铸型。

(2)脑梗死

1)缺血性脑梗死:较常见,多发生于大脑中动脉供应区,动脉主干闭塞多累及多个脑叶的皮质和髓质,呈扇形或楔形、边界不清、有占位表现,增强后出现脑回状或斑状强化。发病24小时内CT可无阳性发现;1~2周内由于缺血性脑水肿,累及皮质和髓质,多为楔形轻度低密度区,水肿范围大时可有占位征象;2~3周病灶变为等密度,与脑水肿消失和巨噬细胞反应有关;4~6周病灶发生液化和瘢痕形成,呈边缘锐利的低密度区,邻近脑室发生牵拉扩大,脑皮质沟增宽,甚至中线结构移向患侧。

腔隙性脑梗死系因小的终末动脉闭塞,好发于基底节区和脑干,表现为直径小于1.0cm的边缘清楚的低密度灶。

2)出血性脑梗死:因抗凝治疗后血栓碎裂变小,向远侧游动并再度发生栓塞,已坏死的血管因血液再通,动脉压增高致血管破裂而出血。好发于皮质和基底节区。表现为大片低密度区内出现点片状高密度影。

(3)脑动脉瘤:好发于基底动脉环,直径小于1.0cm时,CT平扫不能显示;直径小于5mm,CT增强扫描亦难发现。较大的动脉瘤增强时呈圆形或类圆形致密影。动脉瘤破裂出血时,CT可显示血液在蛛网膜下腔、脑内和脑室内分布情况,并且根据蛛网膜下腔出血的部位判断动脉瘤的部位。

(4)脑血管畸形:平扫时,小的脑血管畸形不易发现,较大病灶显示为不均匀密度和不规则团状影,有出血或钙化则表现为高密度灶。增强扫描常显示轮廓清楚的团状影或不规则形的密度较高的畸形血管影以及粗大迂曲的输入和引出血管。

4.炎症及寄生虫病

(1)脑脓肿:CT对脑脓肿的诊断非常重要,既可确定脓肿的有无及其位置、大小、数目和多房性等,还可引导进行手术引流,并观察脓肿的演变。病变多发生在灰白质交界处。在急性局限性脑炎阶段表现为边缘不清的低密度区及占位征象。脓肿形成后,则呈边缘密度稍高、中心密度低的病灶,周围广泛水肿。增强扫描可见脓肿壁呈薄的、均匀一致的环形增强影,为脓肿壁上毛细血管充血和血脑屏障破坏所致。脓肿由急性转为慢性的过程中,脓肿壁越来越清楚,周围水肿带变窄,最后完全消失。

(2)脑寄生虫病:CT可直接显示病灶特征,对诊断有提示作用。

1)脑囊虫病:CT表现为单发或多发的小结节或卵圆形小囊状低密度区,大小0.5～1cm。增强扫描见环状强化。

2)脑包虫病:CT表现为边界清楚锐利的类圆形巨大囊性病灶,囊壁常有钙化。周围无水肿,有占位征象。无囊壁强化。

5.其他　CT还可直接显示脑萎缩及某些先天畸形,如先天性脑穿通畸形囊肿,先天性四脑室中、侧孔闭锁等;还可用于脑瘤术后,化疗和放疗以及脑积水分流术后随诊观察。

【颅脑CT检查适应证】

1.各种类型的颅脑外伤。

2.因临床表现怀疑颅内占位病变、颅脑血管意外、颅内感染、脑积水、颅脑畸形时。

3.颅脑疾病治疗过程中,需要了解颅内病变变化时。

4.颅脑疾病的随诊。

二、脊柱CT检查

脊柱CT扫描对于椎体骨质观察优于MRI,但对椎管内外软组织的观察不如MRI。

【脊椎退行性变的 CT 表现】

1.椎间盘脱出和膨出 椎间盘脱出表现为椎间盘的局部突出,弧形超出椎体后缘。硬膜外脂肪消失,硬膜囊受压内凹。椎间盘膨出表现为椎间盘均匀对称性增大,椎体边缘可见一圈软组织影,压迫相应的神经根。

2.骨质增生和小关节增生 椎体的骨质增生表现为椎体边缘毛糙不清,有大量的毛刺样突起,椎体后缘骨质增生还可引起椎管狭窄。小关节增生时可见上下关节突增厚、变尖、前突,关节面毛糙,关节间隙变窄。

3.椎管狭窄和韧带肥厚 椎管的正常形态消失,椎管横断面积变小,可见椎体后缘增生的骨质突入椎管,黄韧带肥厚常超过 5mm,后纵韧带钙化常在颈部出现。

【椎管内肿瘤的 CT 表现】

1.髓内肿瘤 胶质瘤最常见,多为室管膜瘤和星形细胞瘤。平扫可见脊髓密度增高,肿瘤密度稍低或等密度。增强扫描后肿瘤可见强化,椎管造影后 CT 扫描可见蛛网膜下腔变窄、闭塞、移位,可显示膨大脊髓的外形。血管网状细胞瘤平扫为低密度,脊髓不规则粗大,有时可见不规则多发点状、条状钙化,如有囊变有时可见更低密度影,增强扫描可见肿瘤明显强化。

2.髓外硬膜下肿瘤 神经鞘瘤最常见,平扫可见椎弓根骨质破坏,椎管扩大,一侧椎间孔也扩大,肿瘤密度较脊髓略高,常为圆形实性占位。强化扫描可见肿瘤中度强化,经神经根鞘向椎管外生长,表现为哑铃形。脊膜瘤平扫可见肿瘤多呈圆形或椭圆形实性占位,密度略高,可发生钙化,脊髓受压移位,注药后可见强化。

3.硬膜外占位 表现为椎管内软组织肿块,压迫硬膜囊,使之变形。转移瘤 CT 常见骨质破坏,肿瘤边界不清,密度与肌肉相似,增强扫描可出现强化。淋巴瘤可见溶骨性骨质破坏,椎旁肿块经椎间孔侵入硬膜外腔,常累及多个节段,增强扫描可见肿瘤边缘不规则强化。

【脊椎外伤的 CT 表现】

CT 扫描可观察椎体和椎板骨折、骨折移位及是否有创伤性椎间盘脱出。出血表现为椎管内高密度影，使脊髓受压移位。脊髓挫裂水肿表现为脊髓外形膨大，内部密度不均，可见点状高密度影。

【其他脊柱病变 CT 表现】

脊柱和脊髓的某些先天发育畸形、脊椎结核寒性脓肿可在 CT 片上得到良好的显示。

三、CT 血管成像和 CT 骨三维成像

CT 血管成像（CTA）是一种应用计算机三维重建方法合成的非创伤性血管造影术。一般利用螺旋 CT 快速扫描、图像工作站对采集的图像进行重建。重建方法一般采用 MIP 法或 VR 法，通过调整阈值可获得只有连续的血管影而无周围的组织结构影；或同时显示血管和周围结构的三维图像，并可利用计算机软件进行任意角度的观察和任意方向的切割。适用于诊断颅内动脉瘤、血管畸形、大动脉炎、肺动脉血栓或瘤栓、大动脉或中动脉的狭窄以及内脏血管异常等。

CTA 具有以下特点：无创性；检查快捷，安全；在了解血管情况的同时，还可了解血管与周围组织与病变的关系。但 CTA 对小血管的显示仍欠满意。DSA 是医学界公认的血管病变诊断的金标准，但是，随着 CTA 的进步，CTA 对血管病变的诊断结果与金标准对照比较结果令人满意。

CT 骨三维成像是在二维平面图像的基础上进一步详细的显示骨的三维空间分布情况。三维图像重建一般都在图像工作站中进行，只显示三维骨结构，去除皮肤、肌肉、血管、内脏等结构，特别适合用于发现颅骨、脊柱、肋骨、骨盆、股骨等部位的病变，对了解骨肿瘤、骨病、骨髓炎的病变范围、寰枕畸形、脊柱侧弯等有重要帮助。

第四节 磁共振成像

一、原理

磁共振成像(MRI)是现代医学成像领域的一个重要的里程碑。从提出磁共振现象以来的约 80 年的时间里,相关研究成果曾在多个领域(物理、化学、生理学、医学)内获得了 6 次诺贝尔科学奖。

磁共振成像是基于原子核(最常用的是氢质子)在外加磁场中的进动特性,使用与进动频率(拉莫尔频率)相同的射频脉冲激发原子核,在原子核恢复到稳态过程(弛豫)中接收自由感应衰减信号,并运用编码梯度场对空间坐标进行标记,最后把信号转化成灰阶图像的过程。因此要获得一幅 MRI 图像需要以下 4 个必要条件:①强度高且均匀的主磁场;②强度和切换率高的空间编码梯度磁场,对接收到信号进行准确的空间定位;③空间分布均匀的射频场,对原子核进行激发从而使净磁化强度矢量翻转产生能被检测的横向磁化强度矢量;④有足够数量的能产生净磁矩的原子核,从而产生足够大的净磁化强度矢量。下面就磁共振成像中涉及的主要硬件和一些相关概念进行简要阐述。

1.磁共振成像的主要硬件 一台医用 MRI 仪通常由主磁体、梯度线圈、脉冲线圈、计算机系统及其他辅助设备构成。其中,主磁体、梯度线圈和脉冲线圈是产生 MR 信号的主要核心部件。

(1)主磁体:是产生主磁场装置。按照磁场产生的方式可分为永磁型和电磁型,而后者又分为常导型和超导型。目前临床上使用的高场强(1.5T 以上)或超高场强(3.0T 以上)的 MRI 仪均采用超导型磁体。超导型磁体采用超导材料制成,置于液氦的超低温环境中,此时导线内电阻几乎为零,一旦通电后在无须继续供电的情况下导线内的电流持续存在,可产生均匀、稳定的强大磁场。随着主磁场场强的提高会对MRI 带来一定的优势:提高质子的弛豫率,增加图像信噪比;增加化学位移效应,提高磁共振波谱对化合物的检出率及脂肪抑制效果;磁敏感效应增强,提高磁敏感物质的检出率,同时可提高血氧饱和度依赖效应,使脑功能成像的信号强度增加。

(2)梯度线圈:梯度线圈是 MRI 仪最重要的硬件之一,主要作用有:进行 MRI 信号的空间定位编码;产生 MRI 回波(梯度回波);施加扩散加权梯度场;进行流动补偿;进行流动液体的流速相位编码。梯度线圈的主要性能指标包括梯度场强和切换率。梯度场强是指单位长度内磁场强度的差别,通常用每米长度内磁场强度差别的豪特斯拉(mT/m)。切换率是指单位时间及单位长度内梯度磁场强度变化量,常用每秒每米长度内磁场强度变化的豪特斯拉量[mT/(m・s)]来表示。高梯度场及高切换率不仅可以缩短回波间隙加快信号采集速度,缩短检查时间,还有利于提高图像的信噪比(SNR)。

(3)脉冲线圈:脉冲线圈包括发射线圈和接收线圈。发射线圈发射射频脉冲(无线电波)激发人体内的质子发生共振,就如同电视台的发射天线。接收线圈接收人体内发出的 MRI 信号(也是一种无线电波),就如同电视机的接收天线。有的线圈可同时作为发射线圈和接收线圈,如装在扫描架内的体线圈和头颅正交线圈。大部分表面线圈只能作为接收线圈,而由体线圈来承担发射线圈的功能。与 MRI 图像信噪比密切相关的是接收线圈,接收线圈离检查部位越近,所接收到的信号越强,线圈体积越小,所接收到的噪声越低,因而各家开发了多种专用表面线圈。表面相共振线圈是脉冲线圈技术的一大飞跃。一个相共振线圈由多个子线圈单元构成,同时需要有多个数据采集通道与之匹配。目前临床上推出的最新型的相控阵线圈的子单元和与之匹配的数据采集通道为 8 个以上。利用相共振线圈可明显提高 MRI 图像的信噪比,有助于改善图像质量,提高扫描速度。

2.利用^{1}H 质子进行磁共振成像的原因　当原子核以一定频率绕轴进行高速旋转时,称为自旋。由于原子核带有正电荷,原子核的自旋形成环形电流,从而产生具有一定大小和方向的磁化矢量,此现象称为核磁现象。但并非所有的原子核的自旋均能产生核磁现象,只有磁性原子核才能产生核磁现象。根据原子核内中子和质子的数目不同,其核磁效应不同。只有当中子或质子中至少 1 种为奇数时方称为磁性原子核。人体中有大量的¹H 质子(氢原子核),其仅有 1 个质子而没有中子,是非常强的磁性原子核,其在人体中数量庞大且磁化率高。因此,人体 MR 成像多采用¹H 质子进行共振成像。

3.磁共振现象　人体内虽然有数目庞大的¹H 质子,每个质子自旋均能产生一个小磁场,如同一个个小磁体。但由于这些质子在人体中是杂乱无章地排列着,磁矩相互抵消,因此不能形成一个较大的磁场。但当人体被放入主磁场中(为均匀的静磁场)时,这些质子(相当于一个个小磁体)除自旋运动外还会像陀螺一样沿主磁场轴进行旋转摆动,我们把质子的这种摆动称为进动。其进动频率也称 Larmor 频率,可通过公式 $\omega = \gamma \cdot B_0$ 算出。式中 ω 为 Larmor 频率;γ 为旋磁比,为一常数;B_0 为主磁场的场强,单位为特斯拉(T)。这些在主磁场进动的小磁体相当于一个个与主磁场方向有一定角度的倾斜磁矢量,这个磁矢量可分解为与主磁场平行和垂直的两个分矢量,由于后者会相互抵消,而前者可产生沿着主磁场的磁力线方向有规律的平行排列。但排列的方向有两种,一种是与主磁场方向相同,另一种是与主磁场方向相反,前者处于低能级状态而后者处于高能级状态。由于前者略多于后者,因此产生了一个与主磁场方向一致的宏观纵向磁化矢量。此时向主(静)磁场中的人体发射与质子进动频率相同的射频脉冲时,质子就能吸收射频脉冲的能量,即受到激励,由低能级向高能级跃迁,致使高能级质子的数目增多,抵消了一部分纵向磁化,从而使纵向磁化矢量减小甚至消失。与此同时,射频脉冲还可使质子处于同步、同速的运动状态,称为同相位。这样,质子的矢量叠加起来会在与主磁场方向(Z 轴)垂直的平面(X、Y 轴)上形成横向磁化。只有横向磁化才能切割接收线圈的磁力线并产生电信号再传输到计算机转换成 MRI 信号。因此,组织的横向磁化矢量越大,切割磁力线的能力越强,MRI 信号就越强,在 MRI 图像上就越亮（高信号），反之亦然。由于磁共振成像的目的不是只追求图像的信号强度，而是要反映不同组织间的信号对比，因此一次脉冲激发不能完成上述任务，需反复多次进行脉冲激发，从而获得多个自由感应衰减信号，才能重建出一幅质量较高的 MRI 图像。所以，需要了解核磁弛豫的概念。

4.核磁弛豫　由前述可知，氢质子经射频脉冲（RF）激发后产生跃迁和同相两种变化，进而由纵向磁矢量转变为横向磁矢量。当终止 RF 脉冲后，横向磁矢量会逐渐消失，而纵向磁矢量（平衡态）会逐渐恢复，此过程称为弛豫，所用的时间称为弛豫时间。弛豫的过程即为释放能量和产生 MRI 信号的过程。弛豫过程与激发过程一样也经历两种变化：一是质子由高能级状态回到低能级状态，此时纵向磁矢量得以恢复，称为纵向弛豫或 T_1 弛豫；二是质子失去同步同相运动（失相），称为横向弛豫或 T_2 弛豫。T_1 弛豫（纵向弛豫）也称为自旋-晶格弛豫，指纵向磁化强度矢量沿主磁场方向恢复到最大的过程，因此，反映组织间纵向弛豫差别的加权像就是 T_1WI。T_2 弛豫（横向弛豫）也称为自旋-自旋弛豫，它指激发后横向磁化强度矢量从最大衰减到零的过程，因此，反映组织间横向弛豫差别的加权像就是 T_2WI。由于不同组织的 T_1 值和 T_2 值是不同的，这是由不同组织本身的特性决定的，因此也是 MRI 图像上能通过对比度分辨出不同性质组织的基础。在神经系统常见组织中，T_1 值和 T_2 值按照高低排序依次是脑脊液、灰质、白质和脂肪。例如脑灰质的 T_2 值比脑白质要高，表明其横向磁化矢量的衰减更慢，因此保留的横向磁化矢量就较大，因此在 T_2 加权像中脑灰质的信号相对较高；而脑灰质的 T_1 值比脑白质也要高，表明其纵向磁化矢量的恢复更慢，在下次 RF 脉冲激发时其获得的横向磁化矢量较小，因此在 T_1 加权像中脑灰质的信号相对较低。一般而言，T_2 加权像对显示病变比较敏感，而 T_1 加权像有助于显示结构的异常，质子加权成像则在显示灰质核团方面具有一定优势。由于不同加权成像反映的组织特征不同，多种对比度结合能提高我们对病变机制的认识，这也是磁共振成像的优势之一。

5.加权成像　与 CT 的单一密度参数不同,MRI 是多参数成像,影响 MRI 信号强度(对比)的因素较多,归纳起来主要有两方面因素:一是由组织本身的特性决定的,另一方面取决于设备和成像的技术参数。前者是组织本身固有的、是形成对比的基础和先决条件,包括 T_1 对比、T_2 对比、质子密度对比、T * 2 对比、扩散对比、灌注对比、磁化传递对比、相位对比、流速对比等。这些对比(参数)同时对一幅图像的信号产生影响,这样通过对图像信号的分析很难确定哪一因素对图像的贡献最大,图像解释起来更加复杂。这显然对分析信号背后所反映的解剖、病理基础不利。我们希望突出某一成像参数,使其对图像对比起决定作用而忽略其他参数对图像的影响。因此,就将能够突出反映(权重)上述某一对比(参数)的图像称为相应(对比)参数的加权像,如 T_1(对比)加权像(T_1WI)、T_2(对比)加权像(T_2WI)、质子密度(对比)加权像(PDWI),等等。

要实现上述诸多对比加权像,需要磁共振设备的不同硬件按照一定的时序连续工作并发射脉冲完成的,这就是 MRI 脉冲序列,下面进行简要介绍。

6.MRI 脉冲序列　要实现上述不同的加权图像需通过调整设备的成像参数来完成。我们可以调整的成像参数主要是射频脉冲、梯度场及信号采集时间,我们把这些参数的设置及在时序上的排列顺序称为脉冲序列。脉冲序列规定了梯度场和射频场的脉冲模式、脉冲的时序,以及其他控制模块(如心电门控)等。磁共振脉冲序列中常涉及的一些时间相关概念如下。

(1)重复时间(TR):两个连续的 RF 之间的时间。

(2)回波时间(TE):激励脉冲与最大回波之间的时间。

(3)回波链长度(ETL):一次激励脉冲后回波数/相位编码次数。

(4)回波间隙(ES):回波链内两个回波之间的时间间隔。

(5)反转时间(TI):180°反转脉冲与激励脉冲之间的时间。

(6)激励次数(NEX):或信号采集次数,指脉冲序列中每一个相位编码步级的重复次数。

(7)采集时间(TA)或扫描时间,指整个脉冲序列完成信号采集所需的时间。

图像的对比度主要由脉冲序列的形状和时序来确定。一种加权成像可由多种序列来完成,而每一种序列又可完成多种加权成像,但每种加权成像的权重程度(信号特征)是有区别的。

二、检查方法及临床应用

1.磁共振常规检查技术

(1)普通扫描:同 CT 一样,可称为平扫或增强前扫描,是指不用对比剂的扫描。主要包括 T_1WI、T_2WI、PD、T_2^* 及脂肪抑制等对比图像。普通扫描是临床最常用的扫描方式,可用于没有检查禁忌证的任何病人,而且提供的对比多,信噪比高,伪影少。其缺点是成像时间较长,对于急危重病人以选择成像速度快的扫描方式为宜。

(2)增强检查:是指静脉注射顺磁性对比剂后进行的扫描。其目的是增加病变与正常组织的信号差,帮助定性诊断。一般特指使用 Gd 对比剂的 T_1WI 扫描。增强检查主要用于判断病灶的血供情况及血脑屏障的破坏情况。增强检查是与平扫对比而存在的,而且仅能提供 T_1 对比(一般情况下),因此必须在有可对比的平扫 T_1WI 图像时方能行增强检查,否则难以判断其组织的 T_1WI 高信号是由于组织本身 T_1 值低,还是由于病灶强化导致的。只有在术后或连续随访的患者中可有条件地行直接增强检查。

2.磁共振特殊成像技术

(1)磁敏感加权成像(SWI):SWI 是近年来新开发的一种成像技术。其是利用不同组织间的磁敏感性差异作为图像对比,是在 T_2^* 梯度回波加权序列基础上演化而来。与常规 GRE 序列不同的是,SWI 采用高分辨率、三维完全流动补偿的梯度回波序列进行扫描,可同时获得磁矩图和相位图,并经过一系列复杂的图像后处理将相位图和磁矩图融合,形成独特的图像对比。SWI能比常规GRE序列更敏感地显示静脉血管、血液代谢成分(脱氧血红蛋白、正铁血红蛋白、含铁血黄素、铁蛋白)、钙化、铁沉积等磁敏感物质。可广泛用于各种出血性疾病、脑静脉疾病及各种脑代谢、退行性及变性疾病等。对于弥漫性轴索损伤、少量蛛网膜下腔出血、脑血管淀粉样变性导致的广泛微出血、脑静脉窦闭塞、帕金森病导致的脑铁沉积等有特殊价值,同时对鉴别病灶内的陈旧性出血或钙化有较大帮助。

(2)磁共振血管成像(MRA):依赖于血液流动现象,一般无须注射对比剂即可使血管显影,安全,无电离辐射,可三维立体观察颅内血管情况。依据血液的流动特性,如时间飞跃效应和流动液体体素内去相位效应,常用的MRA有两种基本方法:时间飞跃法(TOF)和相位对比法(PC)。TOF法和PC法均可采用2D或3D采集方式,首先获取一大组薄层面图像,即源图像,再经后处理,将许多薄层面叠加、压缩并经MIP重建出一幅完整的血管成像。目前临床应用更普遍的是TOF-MRA,其对颅内较大血管的显示比较满意,但对细小血管的显示仍有限度。同时,由于受异常血流状态(如涡流、湍流或层流等)影响,有时不能准确反映血管腔的真实情况,容易出现血管狭窄或夸大血管狭窄的程度的假象。另外,有些动脉瘤内可能产生湍流致使信号消失而造成漏诊。近年来,为了提高MRA诊断的准确性,目前临床常采用对比剂增强MRA或称CE-MRA。其是先经静脉团注顺磁性对比剂,利用对比剂使血液的T_1值明显缩短的效应,再采用三维扰相$GRET_1WI$序列使血管与邻近组织产生明显的对比而使血管成像的方法。CE-MRA的优势在于其对血管腔的显示更为可靠,降低了由血流变化引起的假阳性表现,图像清晰,对比度高,对颅内动脉瘤、血管畸形、血管狭窄的显示更为准确。

(3)脑脊液成像:脑脊液是无色透明的液体,充满于脑和脊髓周围的蛛网膜下隙中,有保护脑和脊髓免受外力振荡的作用,并维持颅内压。此外,脑脊液还可供给脑和脊髓的营养物质和运走其代谢产物。脑脊液自脉络丛产生,其中约95%是由侧脑室脉络丛产生,然后沿着以下途径循环:左右侧脑室脉络丛产生的脑脊液→室间孔→第三脑室(与第三脑室脉络丛产生的脑脊液一起)→中脑水管→第四脑室(与第四脑室脉络丛产生的脑脊液一起)→第四脑室正中孔和两外侧孔→蛛网膜下隙→蛛网膜粒→硬脑膜窦。正常情况下,脑脊液的产生和吸收是平衡的。成人的脑脊液的总量约125ml,如果脑脊液循环受阻,可引起脑积水、颅内压升高。脑脊液成像是流速成像的一种特殊的临床运用。常用的成像方法是相位对比法(PC-MRI)。PC-MRI利用流动引起横向磁化矢量的相位变化来抑制背景、突出流体信号。采用双极梯度场对流动的脑脊液进行相位编码。在梯度磁场作用下静止和运动组织质子都发生相位变化,静止组织在经历两次大小相等方向相反的磁场作用后相位变化为零;而流动质子由于位置发生移动,经历两次梯度磁场作用后其相位发生变化,且这种相位变化与质子流速成正比。PC-MRI就是利用流动质子与静止组织相位差来测量脑脊液的流速。脑脊液成像通常用来鉴别脑积水的性质(交通性或梗阻性),梗阻性脑积水术后疗效的评价,以及蛛网膜囊肿、脊髓空洞症、Chiari Ⅰ型畸形、脑室腹膜分流等疾病的诊断和监测。

3.磁共振功能成像技术 脑功能性磁共振成像(fMRI)是近年来发展起来的磁共振新技术,目前主要包括扩散成像(DWI)、灌注成像(PWI)、脑皮质功能定位及磁共振波谱(MRS)。fMRI是指病变尚未引起足以使普通MRI显示的大体病理改变之前,根据其功能改变,就使病变显像以达到诊断目的的MRI技术。

(1)扩散加权成像(DWI):扩散是分子的随机的热运动,即布朗运动。通过扩散加权的成像序列,可以对组织中液体质子的扩散行为直接进行检测,即所谓扩散成像。DWI属于功能性磁共振成像技术的一种,是目前在活体上测量水分子扩散运动与成像的唯一方法。DWI是在常规序列基础上,施加扩散敏感梯度,以显示水分子的布朗运动,因此,其图像对比度主要取决于水分子的运动状态。在 DWI 中通常以表观扩散系数(ADC)来描述组织中水分子扩散的快慢,并可得到 ADC 图。将每一像素的 ADC 值进行运算后可得到 DWI 图,因此同一像素在 ADC 图和 DWI 图中的信号强度通常相反,即扩散快的像素其 ADC 值高,在 ADC 图上呈高信号,而在 DWI 图上呈低信号,反之亦然。DWI 可用于发现超早期脑梗死,另外对于脑脓肿或脑室内/脑外间隙积脓、颅内表皮样囊肿的显示有较高的特异性。

扩散张量成像:DTI 技术是在 DWI 技术基础上发展起来的一种更加全面评价生物组织扩散特征的 MRI 技术。对于均质组织而言,表观扩散系数 ADC 基本能准确反映组织的扩散特性;但是对于各向异性的生物组织,传统 DWI 技术不能有效评估扩散系数的方向依赖性。1994年,Basser 等应用张量算法来描述水分子的各向异性扩散,由此诞生了 DTI 技术。基于此算法,产生了定量扩散张量成像技术和扩散张量纤维束追踪技术(DTT),分别定量评估脑组织的扩散特性和追踪神经纤维的走行。由于 DTI 技术具有无创性和活体显示脑白质纤维走行及结构的优势,对判断脑肿瘤或其他神经外科疾病与重要白质纤维束的关系,制订合理的手术计划有重要价值。

(2)灌注加权成像(PWI):灌注的定义为单位时间内通过一定组织毛细血管的血容量,正常成人的平均脑血流量为 $40 \sim 50ml/$(100g·min)。PWI 亦属于 MRI 脑功能成像的一种,是利用对比剂"首过效应"来观察脑血流动力学(主要是毛细血管床微循环血流灌注状态)的改变。由于灌注需要将一些物质输送到组织,因此所有的灌注测量均需要采用示踪剂定量。根据使用示踪剂的类型,目前 MRI 灌注成像主要分为两大类,一种是动态顺磁性对比剂成像技术(DSC),另外一种是动脉自旋标记技术(ASL)。DSC-PWI 是通过向血管内团注外源性顺磁性对比剂,当对比剂通过组织微循环时,能显著缩短血液的 T_1 时间,T_2 时间和 T_2^* 时间,同时使用超快速 MRI 序列(如 EPI)连续监测对比剂首次通过脑组织的过程,从而得到脑灌注的血流动力学指标。

DSC-PWI 具有成像速度快,灌注信号高等优势在临床运用最为广泛,其缺点包括对比剂对血液的弛豫率及磁化率影响因素比较复杂,因此难以对脑血流进行绝对定量,另外侵入性注射对比剂不适合肾功能严重受损的患者及不配合的婴幼儿等人群。ASL-PWI 使用射频脉冲标记血液作为内源性对比剂,标记的自旋质子因为磁化程度区别于未标记的血液,到达组织微循环后产生一过性信号变化。该方法的优点包括无创性,能对脑组织灌注状态进行绝对定量,并且可以选择性标记特定的动脉,从而评估该动脉的血供状态。其主要缺点是灌注产生的信号低,因此需要高磁场和较长采集时间才能得到可用于诊断的灌注图。

临床上用以诊断早期脑缺血,其与 DWI 联合应用可用于评估缺血半暗带。PWI 可了解肿瘤的微血管结构,借以判断肿瘤的良恶性。同时对癫痫、神经退行性疾病和精神类疾病等也有一定的价值。

(3)MR 波谱:磁共振波谱成像(MRS)是利用不同化合物中氢原子核的进动频率不同而产生的化学位移现象对一系列特定原子核及其化合物进行化学分析的一种技术,是目前唯一无损伤性研究人体器官、组织代谢、生化改变及化合物定量分析的方法。尽管 MRS 和常规 MRI 都基于类似的基本原理,但是两种技术的侧重点不一样。常规 MRI 主要提供组织的解剖信息,而 MRS 则提供定量的化学物质代谢信息。目前主要采用 ^{1}H 质子波谱,行组织代谢的生物化学分析。

对于神经系统主要检测神经递质、氨基酸的代谢。如脑瘤时其胆碱(Cho)及胆碱与肌酸(Cr)比值均增高,N 乙酰天门冬氨酸(NAA)浓度下降,而乳酸(Lac)峰的高低对鉴别肿瘤的良恶性有一定帮助;脑缺血时乳酸波峰显著增高。目前 MRS 在中枢神经系统主要用于脑肿瘤的鉴别、分级和疗效评价,同时对脑梗死、脱髓鞘病变、癫痫、脑脓肿等疾病的诊断和鉴别诊断都具有重要价值。

(4)脑皮质功能定位:是利用血氧水平依赖(BOLD)效应对脑皮质功能区显影的一种功能磁共振技术。正常时毛细血管内含有丰富的含氧血红蛋白及脱氧血红蛋白,后者在高场强中有磁化敏感效应,使 T_2^*

信号减弱,功能刺激时,功能区脑细胞兴奋,氧消耗量增大,含氧血红蛋白增加、脱氧血红蛋白减少,磁化敏感效应下降,表现为相应功能区信号增加,可在 MRI 上观察到这种现象。

BOLD-fMRI 按照是否给予外在刺激分为任务态 fMRI 和静息态 fMRI。任务态 fMRI 需要事先设计特定的实验方式,通过视觉、听觉或者其他外周刺激诱发出相应的脑活动,并用 MRI 记录脑活动的过程。任务态 fMRI 的优点是能直接反映任务效应而且可以用于个体研究,其缺点是结果受任务设计者的能力及任务质量的影响较大,另外很多任务受试者特别是患者无法完成。而静息态 fMRI 不需要外界诱发脑活动,只需要患者安静地接受扫描就能获得有效的数据。其理论基础是大脑即使在静息态也要消耗脑总耗能的 95% 以上,这远远大于任务诱导下的增量(只有不到 5%);另外,即使在没有任务刺激时,脑内仍旧存在 BOLD 信号的波动,而且这种波动反映了大脑的特定功能。静息态 fMRI 根据后处理方法不同,可以分为局部功能分析,功能连接分析和脑网络分析。

临床上,利用该技术可了解各功能区有无病理或功能性变化,同时确定病灶与邻近功能区的关系,手术时可在尽可能保护功能区的同时最大限度地切除病灶,同时可作为手术后功能评价的有效方法。

第四章　颅脑损伤

第一节　头皮损伤

　　头皮是覆盖在颅骨之外的软组织,在解剖学上可分为5层,分别是皮层、皮下层、帽状腱膜层、腱膜下层、腱膜下间隙及骨膜层。头皮接受颅脑部暴力的第一屏障,具有较大的弹性和韧性,对压力和牵张力均有较强的抗力。头皮损伤是原发性颅脑损伤中最常见的一种,它的范围可由轻微擦伤到整个头皮的撕脱伤,可以根据头皮损伤的情况来判断颅脑损伤的部位。单纯头皮损伤往往不易引起严重后果,但在临床处理中应注意有无颅骨及颅内的损伤,根据头皮损伤的机制判断外力的着力点,推测脑损伤部位与机制。头皮损伤可分为头皮擦伤、头皮挫伤、头皮裂伤、头皮血肿、头皮撕脱伤及头皮缺损等。

一、病因

　　当暴力直接作用在头皮上,由于有头皮下的颅骨的衬垫,常致头皮挫伤或头皮血肿,严重时可引起挫裂伤。斜向或近于切线的外力,因为头皮的滑动常导致头皮的裂伤、撕裂伤,但在一定程度上又能缓冲暴力作用在颅骨上的强度。常见的暴力作用方式为:打击与冲撞,切割与穿戳,摩擦和牵扯,及挤压等。

二、临床表现

　　1.头皮裂伤　头皮属含有大量的毛囊、汗腺和皮脂腺,容易隐藏污垢、细菌,容易招致感染。然而头皮血液循环十分丰富,虽然头皮发生裂伤,只要能够及时施行彻底的清创,感染并不多见。在头皮各层中,帽状腱膜是一层坚韧的腱膜,它不仅是维持头皮张力的重要结构,也是防御浅表感染侵入颅内的屏障。当头皮裂伤较浅,未伤及帽状腱膜时,裂口不易张开,血管断端难以退缩止血,出血反而较多。若帽状腱膜断裂,则伤口明显裂开,损伤的血管断端随伤口退缩、自凝,故而较少出血。

(1)头皮单纯裂伤:主要为锐器的刺伤或切割伤所致,裂口较为平直整齐,创缘一般无缺损,由于致伤因素的不同所致的伤口的深浅也不同。大多数单纯裂伤仅限于头皮,有时可深达骨膜,但颅骨常完整无损,也不伴有脑损伤。但少数锋利的锐器可直接穿戳或劈砍进入颅内,造成颅内与外界相交通的开放性颅脑损伤者。

(2)头皮复杂裂伤:主要为钝器损伤或因头部碰撞在外物上所致,相较于头皮单纯裂伤,裂口往往不规则,创缘有挫伤痕迹,创内裂口间尚有纤维相连,没有完全断离。伤口的形态常能反映致伤物的大小和形状。由于这类创伤暴力往往较大,常伴有颅骨骨折或脑组织损伤,严重时亦可引起粉碎性凹陷骨折或孔洞性骨折穿入颅内,故常有毛发、金属或泥沙等异物嵌入,容易导致颅内感染。检查伤口时慎勿移除嵌入颅内的异物,以免引起突发出血。

(3)头皮撕裂伤:大多为斜向或切线方向的暴力作用在头皮上所致,撕裂的头皮往往是舌状或瓣状,常有一蒂部与头部相连。头皮撕裂伤一般不伴有颅骨和脑损伤,偶尔亦有颅骨骨折或颅内出血。这类患者失血较多,但较少达到休克的程度。

2.头皮撕脱伤　是指部分或整个头皮被撕脱,完全游离。多因头皮受到强烈牵拉所致,如发辫卷入转动的机器中,由于表皮层、皮下组织层与帽状腱膜3层紧密相接在一起,故在强力的牵扯下,使头皮部分或整块自帽状腱膜下层或骨膜撕脱,甚至将肌肉、一侧额或双侧耳廓、上眼睑一并撕脱。头皮撕脱伤损伤重,出血多易发生休克。头皮撕脱伤是一种严重的头皮损伤,往往将头皮自帽状腱膜下间隙全层撕脱,有时连同部分骨膜也被撕脱,使颅骨裸露。

3.头皮血肿 头皮富含血管,伤后可导致组织内血管破裂出血,形成各种血肿,头皮出血常发生在皮下组织、帽状腱膜或骨膜下,形成皮下血肿、帽状腱膜下血肿或骨膜下血肿。其所在部位和类型有助于分析致伤机制,并能对颅骨和脑的损伤做出估计。各种头皮血肿的特点如下。

(1)皮下血肿:头皮的皮下组织层是头皮的血管、神经和淋巴汇集的部位,伤后易于出血、水肿。由于血肿位于表层和帽状腱膜之间,受皮下纤维隔限制而有其特殊表现,如体积小、张力高;疼痛十分显著;叩诊时中心稍软,周边隆起较硬,往往误为凹陷骨折。

(2)帽状腱膜下血肿:帽状腱膜下层是一疏松的结缔组织层,其间有连接头皮静脉、颅骨板障静脉及颅内静脉窦的导血管。当头部遭受斜向暴力时,头皮发生剧烈的滑动,引起层间的导血管撕裂,出血较易扩散,常致巨大血肿。故其临床特点是血肿范围宽广,严重时血肿边界与帽状腱膜附着缘一致,前至眉弓,后至枕外粗隆与上项线,两侧达颧弓部,恰似一顶帽子顶在患者头上。血肿张力低,波动明显,疼痛较轻,有贫血外貌。婴幼儿巨大帽状腱膜下血肿,可引起休克。

(3)骨膜下血肿:颅骨骨膜下血肿,除婴儿因产伤或胎头吸引助产所致外,一般都伴有颅骨线形骨折。板障出血或因骨膜剥离而致为主要的出血来源,血液往往集聚在骨膜与颅骨表面之间,骨膜下血肿的主要特点是血肿周界止于骨缝,这是因为颅骨在发育过程中,将骨膜夹嵌在骨缝之内,所以很少有骨膜下血肿超过骨缝者,除非骨折线跨越两块颅骨时,但血肿仍将止于另一块颅骨的骨缝。

三、治疗

(一)一般处理原则

1.尽快止血,出血多时用无菌纱布、棉垫填塞创口压迫创面,后加压包扎,或直接用头皮针暂时间断全层缝合头皮防止失血性休克的发生。

2.伤后为了防止进一步污染,应用无菌纱布覆盖保护创口。

3.防止疼痛性休克,使用强镇痛药。

4.注射破伤风抗毒素。

5.保护撕脱头皮,在无菌、无水和低温密封下保护撕脱头皮,并随同伤者一起送往有治疗条件的医院。

6.根据创面条件和头皮撕脱的程度,选择相应的手术方法,达到消灭创面、恢复和重建头皮血供的目的,最大限度地提高头皮的存活率。

(二)处理原则

1.头皮裂伤 为锐器或钝器所致。锐器伤创缘整齐,形状规则,裂开较平直,创缘无缺损;钝器伤创缘参差不齐,形态多样或有部分组织缺损。由于头皮血管丰富,血管破裂后不易自行闭合,伤口出血较严重,甚至因此发生休克。

(1)头皮单纯裂伤处理的原则是尽早施行清创缝合,即使伤后超过24h,只要没有明显的感染征象,仍可进行彻底清创并一期缝合,同时应给予抗菌药物及破伤风抗毒素(TAT)注射,TAT 应于伤后 24h 内注射。清创缝合注意事项,剃除伤口周围至少 8cm 以内的头皮的毛发,在局麻或全麻下,用无菌的生理盐水冲洗伤口,然后用消毒软毛刷蘸肥皂水刷净创部和周围头皮,彻底清除可见的毛发、泥沙及异物等,再用生理盐水至少 500ml 以上,冲净肥皂泡沫。继而用灭菌干纱布拭干创面,以聚维酮碘等消毒剂消毒伤口周围皮肤,对活跃的出血点可用压迫或钳夹的方法暂时控制,待清创时再一一彻底止血。常规铺巾后由外及里分层清创,创缘修剪不可过多,以免增加缝合时的张力。残存的异物和失去活力的组织均应彻底清除,术毕逐层缝合帽状腱膜和皮肤。若直接缝合有困难时可将帽状腱膜下疏松层向周围行分离,施行松解术之后缝合。必要时亦可将裂口做 S 形、三叉形或瓣形延长切口,以利缝合,一般不放皮下引流条。伤口较大且污染明显者,缝合后应做低位戳口置引流条,并于 24h 后拔除。伤后 2～3d 也可一期清创缝合或部分缝合加引流。

(2)头皮复杂裂伤处理的原则亦是应及早施行清创缝合,并常规使用抗生素预防感染及 TAT。清创缝合方法:术前准备和创口的冲洗清创方法如上所述。由于头皮挫裂伤清创后常伴有不同程度的头皮残缺,应注意头皮小残缺的修补方法,对复杂的头皮裂伤进行清创时应做好输血的准备。机械性清洁冲洗应在麻醉后进行,以免因剧烈疼痛刺激引起心血管的不良反应。对头皮裂口应按清创需要有计划地适当延长,或做附加切口,以便创口能够一期缝合或经修补后缝合。创缘修剪不可过多,但必须将已失去血供的挫裂皮缘切除,以确保伤口的愈合能力。对残缺的部分,可采用转移皮瓣的方法,将清创创面闭合,供皮区保留骨膜,以中厚断层皮片植皮覆盖之。

(3)头皮撕裂伤由于撕裂的皮瓣并未完全撕脱,常能维持一定的血液供应,清创时切勿将相连的蒂部扯下或剪断。有时看来十分窄小的残蒂,难以提供足够的血供,但却出乎意料地使整个皮瓣存活。清创缝合方法已如前述,原则上除小心保护残蒂之外,应尽量减少缝合时的张力,可采用帽状腱膜下层分离,松解裂口周围头皮,然后予以分层缝合。若张力过大,应首先保证皮瓣基部的缝合,而将皮瓣前端部分另行松弛切口或转移皮瓣加以修补。

2.头皮血肿　皮下血肿往往无须特殊处理,数日后可自行吸收。帽状腱膜下血肿和骨膜下血肿早期可冷敷和加压包扎,小血肿可自行吸收,如果血肿增大或 1 周后未见明显吸收者,可穿刺抽吸并加压包扎。多次穿刺仍复发的头皮血肿应考虑是否合并全身出血性疾病,有时需切开止血。儿童巨大头皮血肿,出现贫血和休克表现者,应及时输血。

(1)皮下血肿:头皮下血肿多在数天后自行吸收,无须特殊治疗,早期给予冷敷以减少出血和疼痛,24～48h 之后改为热敷以促进血肿吸收。

(2)帽状腱膜下血肿:对较小的血肿可采用早期冷敷、加压包扎,24～48h 或以后改为热敷,待其自行吸收。若血肿巨大,则应在严格皮肤准备和消毒下,分次穿刺抽吸后加压包扎,尤其对婴幼儿患者,须间隔 1～2d 穿刺 1 次,并根据情况给予抗生素。血肿不消失或继续增大者,在排除颅骨骨折及颅内损伤后,可经套管针置入引流管引流数天,也可切开清除血肿并止血,严密缝合伤口,加压包扎,并应用抗生素预防感染。血肿合并感染者应切开引流。婴幼儿的帽状腱膜下血肿可导致全身有效循环血量不足,必要时尚需补充血容量的不足。

(3)骨膜下血肿:早期仍以冷敷为宜,但忌用强力加压包扎,以防血液经骨折缝流向颅内,引起硬脑膜外血肿。血肿较大且难以吸收者,应在严格备皮和消毒情况下施行穿刺,抽吸积血 1～2 次即可恢复。若反复积血则应及时行 CT 扫描或其他辅助检查。对较小的骨膜下血肿,亦可采用先冷敷、后热敷、待其自行吸收的方法。但对婴幼儿骨膜下血肿,往往为时较久,即有钙盐沉着,形成骨性包壳,难以消散。对这种血肿宜及时穿刺抽吸,在密切观察下小心加压包扎。

3.头皮撕脱伤　　首先应积极采取止血、止痛等措施,避免失血性休克和疼痛性休克的发生。紧急情况下应用无菌敷料或纱布覆盖创面并加压包扎止血,并妥善保留撕脱的头皮备用,争取在 12h 内送往有条件的医院清创。根据患者就诊时间的早晚、撕脱头皮的存活条件、颅骨是否裸露及有无感染迹象而采用不同的方法处理。

(1)头皮瓣复位再植:将撕脱的头皮经过清创后行血管吻合,原位再植。此仅适于头皮伤后 2～3h,最长不超过 6h,要求头皮瓣要完整、无明显污染和血管断端整齐。分组行头部创面和撕脱头皮冲洗、清创,然后将主要头皮供应血管行小血管吻合术。若能将其中一对动静脉吻合成功,头皮瓣即能成活。由于头皮静脉菲薄,断端不整,吻合术常有一定困难。

(2)清创后自体植皮:头皮撕脱后在 6～8h,创面尚无明显感染,骨膜亦较完整的前提下可实行清创后自体植皮。将头部创面冲洗清创后,切取患者腹部或腿部中厚断层皮片进行植皮。也可将没有严重挫裂和污染的撕脱皮瓣仔细冲洗,清创,剃去头发,剔除皮下组织,包括毛囊在内,留下表皮层,作为皮片回植到头部创面上,也常能成活。

(3)晚期创面植皮:头皮撕脱伤时间过久,头皮创面边缘已有感染存在,则只能多次行创面清洁及更换敷料或纱布,待肉芽组织生长后再行晚期植皮。若颅骨有裸露区域,还需行外板多处钻孔,间距约 1cm,使板障血管暴露,以便肉芽生长。覆盖裸露的颅骨后再行种子式植皮,消灭创面。

(三)手术

1.清创缝合术　撕脱头皮未完全离体,撕脱时间比较短,血液供应良好,可以彻底清创、消毒后,可将撕脱的头皮直接与周围正常头皮缝合。

2.清创头皮再植　撕脱头皮在 6h 内,无严重挫伤,保护良好,创面干净,血管断端尚整齐,应立即行头皮再植术。该法在临床使用较少,并需要整形外科协助。

3.清创自体植皮　头皮撕脱伤无法进行头皮血管显微吻合术,而创面无明显污染,撕脱时间在 8h 内,骨膜完整或骨膜可以缝合的情况下,可将撕脱头皮制成中厚皮片一期植皮,严禁原位全皮再植。

4.晚期植皮　对于头皮撕脱的晚期,创面明显感染,上述方法失败且伴有大面积颅骨暴露者,只能清洁创面,待肉芽生长后再行晚期植皮。若颅骨大面积暴露,可切除颅骨外板或者颅骨表面每间隔 1cm 钻直达板障层,待肉芽生长后晚期植皮。

第二节　颅骨损伤

颅骨骨折占颅脑损伤的 15%~20%,在不同的外力形式下,骨折可发生于头颅任何部位,主要发生在顶骨、额骨、颞骨和枕骨,但以顶骨最多。颅骨骨折是指外力使头部骨骼发生部分或完全断裂的疾病的总称,多由于钝性冲击使得颅骨直接受力引起。颅骨骨折可引起颅骨结构的改变,颅骨结构改变大多不需要特殊处理,但如果引起颅骨内的组织结构损伤,如血管破裂、脑或脑神经损伤,脑膜撕裂等,特别是颅骨骨折线跨越硬脑膜中动脉或大静脉窦所引起的颅内血肿,则需要及时处理,否则可引起颅内血肿、神经功能受损、颅内感染及脑脊液漏等严重并发症,影响预后。

一、颅骨骨折的分类

按骨折发生的部位可分为颅盖与颅底骨折;按骨折形态分为线形骨折、凹陷骨折、粉碎骨折、洞形骨折及穿透性骨折;按骨折是否与外界相通分为闭合性骨折和开放性骨折。

颅底骨折伴有硬脑膜破裂与相应地鼻窦相通而引起外伤性气颅或脑脊液耳鼻漏,亦属于开放性颅骨骨折的范畴。根据骨折位置、形态及是否与外界相通,其治疗及预后亦各不相同。

颅骨骨折所造成的继发性损伤往往比颅骨骨折本身严重得多,需要意识到颅内血肿、脑神经损伤及继发的颅内感染,伤后应密切注意观察病情,注意患者的瞳孔和意识改变。若有病情变化,应及早行颅脑CT 检查,以明确颅内情况变化,及时发现颅内血肿等严重的继发性损伤。若骨折片伤及脑内或压迫脑重要功能区,引起癫痫发作或严重的神经功能障碍,应及早手术治疗,若为开放性损伤,应注意和预防颅内感染的发生。

二、发病机制

颅盖骨骨折即主要发生头颅穹窿部的骨折,其发生率以顶骨及额骨为多,枕骨和颞骨次之。按形态分类,颅盖骨骨折主要分为线形骨折、粉碎骨折和凹陷骨折。骨折发生的形态与外力的作用方向、速度和着力点的大小有着密切的关系。通过主要的血管结构,如上矢状窦、横窦及脑膜血管沟的线性骨折,可导致颅内重要动静脉血管的破裂,从而引发颅内血肿。凹陷性骨折常为接触面较小的钝器打击,或头颅猛力得碰撞在凸出的物体上所致,可致使着力点处的颅骨全层陷入颅内,可出现脑组织受压的症状和体征。

　　根据颅底的位置,可分为颅前窝、颅中窝和颅后窝。发生在颅底骨折,主要以线形骨折为主,往往局限于某一颅窝,亦可横行穿过两侧颅底或纵行贯穿颅前窝、颅中窝、颅后窝。颅底部位的骨折,骨折线常累及鼻窦、岩骨或乳突气房等处,使颅腔和窦腔交通而形成开放性骨折,容易引起颅内继发感染,可预防性使用抗生素,以免颅内感染的发生。颅前窝处的骨折主要是额骨受力引起,骨折线常经鞍旁而达枕骨;额前外侧受力,骨折线可横过中线经筛板或向蝶鞍而至对侧颅前窝或颅中窝;顶前部受击,骨折线延至颅前窝或颅中窝;顶部中间受力,可引起经颅中窝至对侧颅前窝的骨折线;顶后区受力,骨折线一般跨越颅中窝底部,并向内横过蝶鞍或鞍背达对侧;枕部受力,骨折线可经枕骨向岩骨延伸,或通过枕骨大孔向岩骨尖至颅中窝,或经鞍旁至颅前窝。

三、分类

　　1.颅盖部骨折　颅盖部的线性骨折发生率最高,约占颅盖骨骨折的 2/3 以上,主要由于外力直接与颅盖直接作用,可分为线性骨折、凹陷性骨折。

　　(1)颅盖线形骨折:单纯的线形骨折本身并不需处理,但若骨折线穿越脑膜中动脉而致动脉出血,从而引发硬膜外血肿,并且若骨折引起的脑组织损伤或颅内出血,需要特别警惕。当骨折线穿过颞肌或枕肌在颞骨或枕骨上的附着区时,可出现颞肌或枕肌肿胀而隆起,这一体征亦提示该处有骨折发生。

　　(2)凹陷骨折:凹陷骨折多见于额、顶部,一般单纯性凹陷骨折,头皮结构完整,多为闭合性损伤,常常不伴有脑损伤,但粉碎凹陷骨折则常伴有硬脑膜和脑组织损伤,甚至引起颅内出血。成人凹陷性骨折粉碎性骨折为常见,表现为以受力点为中心的放射性骨折;婴儿的凹陷性骨折多以乒乓球样凹陷性骨折为主,通畅为闭合性。凹陷性骨折可分为洞形凹陷性骨折和粉碎凹陷性骨折。洞形凹陷骨折多为接触面小的重物打击或撞击面积较小的凸出物所致,多为锐器直接穿透头皮及颅骨进入颅腔,骨折的形态往往与致伤物形状相同。骨碎片常被陷入脑组织深部,造成严重的局部脑损伤、出血和异物存留。但由于颅骨没有出现整体的变形,一般都没有广泛的颅骨骨折和脑弥散性损伤,因此,洞形骨折的临床表现常以局部神经缺损为主;粉碎凹陷性骨折常伴有着力部骨折片的凹陷,常为接触较大面积的重物打击所致,不仅出现局部颅骨凹曲变形明显,引起陷入,同时,颅骨整体变形亦较大,容易造成颅内脑组织的广泛性损伤。硬脑膜可被骨碎片所刺破,脑损伤程度往往较为严重,除局部因冲击力所致的损伤外,常可致对冲性脑挫裂伤或颅内血肿的发生,必要时须行开颅骨折复位或去除术。

2.颅底骨折 约占颅骨骨折的1/3,多为颅盖骨折的骨折线延伸到颅底。因为颅底部位的硬脑膜与颅骨的粘连较为紧密,骨折线往往可致使硬脑膜撕裂。颅底与鼻腔窦等相交通,骨折后极易使颅腔与外界大气相通,引起颅内积气或脑脊液耳鼻漏,形成开放性骨折。颅底骨折根据骨折发生的部位分可分为颅前窝骨折、颅中窝骨折和颅后窝骨折。

(1)颅前窝骨折:主要累及眼眶顶和筛骨,可有鼻出血、眶周广泛瘀斑("熊猫眼"征)及广泛球结膜下出血等临床体征。其中熊猫眼征对诊断有重要提示意义。若硬脑膜、骨膜均破裂,则可合并脑脊液鼻漏和(或)气颅,使颅腔与外界交通,容易出现继发性颅内感染可能,为开放性损伤。脑脊液鼻漏早期多呈血性,须与鼻出血相鉴别。此外,颅前窝骨折还常伴有单侧或双侧嗅觉障碍,眶内出血可致眼球突出,若骨折波及视神经或视神经管,可出现不同程度的视力障碍。

(2)颅中窝骨折:颅中窝骨折往往累及岩骨及蝶骨,可有鼻出血或合并脑脊液鼻漏,脑脊液经蝶窦由鼻孔流出。若累及颞骨岩部,可损伤内耳结构或中耳腔,患者常有第Ⅶ、Ⅷ对脑神经损伤,表现为听力障碍和面神经周围性瘫痪,脑膜、骨膜及鼓膜均破裂时,则合并脑脊液耳漏,脑脊液经中耳由外耳道流出;若鼓膜完整,脑脊液则经咽鼓管流往鼻咽部,可误认为鼻漏。若累及蝶骨和颞骨的内侧部,可能损伤垂体或第Ⅱ、Ⅲ、Ⅳ、Ⅴ、Ⅵ对脑神经。若骨折伤及颈动脉海绵窦段,可因动静脉瘘的形成而出现搏动性突眼及颅内杂音;破裂孔或颈内动脉管处的破裂,可发生致命性的鼻出血或耳出血。

(3)颅后窝骨折:颅后窝骨折累及颞骨岩部后外侧时,多在伤后1~2d出现乳突部皮下瘀血斑。若累及枕骨基底部,可在伤后数小时出现枕下部肿胀及皮下瘀血斑;枕骨大孔或岩尖后缘附近的骨折,可合并后组脑神经(第Ⅸ~Ⅻ对脑神经)损伤。

四、临床表现

1.患者往往头部外伤史明确,受力部位的头皮往往有挫裂伤或头皮血肿的出现。

2.典型的临床表现或体征,如熊猫眼征、Battle征、瘀斑、脑脊液漏、局灶性脑神经损伤等;为明确是否存在脑脊液漏时,可收集流出液做葡萄糖定量检测来鉴别。

3.头颅影像学检查:骨折线呈线状或放射状,骨折线的走行多沿着外力的作用方向。X线片可显示颅内积气,但仅30%~50%能显示骨折线;CT骨窗检查可显示颅前窝或视神经管骨折,表现为视神经管狭窄;MRI可见视神经挫伤伴水肿,视交叉和视神经受压。

4.暴力所致的骨缝分离也属于线性骨折。

五、诊断标准

1.*颅盖骨骨折的诊断* 对闭合性颅盖骨骨折,若无明显凹陷仅为线形骨折时,单靠临床征象难以确诊,常须行X线平片检查始得明确。即使对开放性骨折,如欲了解骨折的具体情况,特别是骨折碎片进入颅内的位置和数目,仍有赖于X线摄片检查。

2.*颅底骨折的诊断* 颅底骨折绝大多数都是由颅盖部骨折线延伸

至颅底而致,少数可因头颅挤压伤所造成。颅底骨折的诊断主要依靠临床表现,X 线平片不易显示颅底骨折,对诊断无所益。CT 扫描可利用窗宽和窗距的调节清楚显示骨折的部位,不但对眼眶及视神经管骨折的诊断有帮助,还可了解有无脑损伤,故有重要价值。对脑脊液漏有疑问时,可收集流出液做葡萄糖定量检测来确定。有脑脊液漏存在时,实际属于开放性脑损伤。

六、治疗

(一)一般原则

1.颅骨骨折本身无特殊处理。

2.骨折线通过硬脑膜血管沟、大静脉窦时应警惕发生硬膜外血肿或颅内出血。

3.骨折线通过鼻窦和岩骨时应警惕发生脑脊液漏。绝大多数漏口在伤后 1～2 周自行愈合,如超过 1 个月仍未愈合者,可考虑手术修补脑膜封闭漏口;若 CT 薄扫冠状扫描或 MRI 薄层扫描见脑组织疝入骨折线或鼻窦内,也可早期行修补手术。

4.合并脑脊液漏时预防颅内感染,不可堵塞或冲洗鼻道、耳道等脑脊液的通道;禁止做腰椎穿刺,取头高位卧床休息,避免用力咳嗽、打喷嚏,应用抗生素预防颅内感染。

5.由于骨片压迫使视神经通道狭窄,压迫视神经,出现继发性视神经损伤者,出现视力部分丧失且逐渐加重时,应尽量争取在 12h 内行视神经管减压。

(二)手术治疗

1.适应证

(1)大面积的骨折片陷入颅腔深度超过 1cm 者,并伴有大面积的脑损伤,CT 示中线结构移位,引起颅内压增高,有脑疝可能者,应急性开颅骨折片清理和去骨瓣减压术。

(2)因骨折片过深压迫或损伤脑功能区,引起局灶或全身的神经功能障碍,如运动障碍、癫痫等症状,应行急性骨折片复位或去除手术。

(3)发生于大静脉窦处的凹陷性骨折,手术应极为慎重,如未引起神经体征或颅内压增高,即使陷入较深也不宜手术;必须手术时,术前和术中都需做好处理大出血的准备。

(4)开放性骨折碎骨折片易引起颅内感染的发生,须全部彻底移除,并彻底行清创;若骨折片损伤硬脑膜,应行硬脑膜缝合或修补术。

2.禁忌证 ①非功能区的轻度凹陷骨折,未引起大面积的脑组织损伤;②横跨静脉窦区的凹陷性骨折,未出现脑组织受压症及静脉回流障碍;③无明显局灶症状者的婴幼儿出现的颅骨骨折。

第三节 脑损伤

脑损伤是指暴力作用于头部造成的脑组织器质性损伤。根据致伤源、受力程度等因素不同,以及伤后脑组织与外界相通与否,可将脑损伤分为开放性及闭合性脑损伤。前者多由锐器或火器直接造成,均伴有头皮裂伤、颅骨骨折、硬脑膜破裂和脑脊液漏。后者为头部受到钝性物体或间接暴力所致,往往头皮颅骨完整;或即便头皮、颅骨损伤,但硬脑膜完整,无脑脊液漏。根据暴力作用于头部时是否立即发生脑损伤,又可将脑损伤分为原发性脑损伤和继发性脑损伤,后者指受伤一定时间后出现的脑损伤,如颅内血肿和脑水肿。本节着重叙述原发性脑损伤。

一、脑震荡

脑震荡是指头部受力后在临床上观察到的短暂性脑功能障碍。脑的大体标本上无肉眼可见的神经病理改变,显微病理可有毛细血管充血、神经元胞体肿大、线粒体和轴索肿胀。

【诊断标准】

1.临床表现

(1)意识改变:受伤当时立即出现短暂的意识障碍,可为神志不清或完全昏迷,常为数秒或数分钟,大多不超过半个小时。

(2)逆行性遗忘:患者清醒后多不能回忆受伤当时乃至伤前一段时间内的情况。

(3)短暂性脑干症状:伤情较重者在意识改变期间可有面色苍白、出汗、四肢肌张力降低、血压下降、心动徐缓、呼吸浅慢和各生理反射消失。

(4)其他症状:可有头痛、头晕、恶心、呕吐、乏力、畏光、耳鸣、失眠、心悸和烦躁等。

(5)神经系统检查无阳性体征。

2.实验室检查　腰椎穿刺颅内压正常,脑脊液无色透明,不含血细胞,白细胞计数正常。

3.辅助检查

(1)头部 X 线:无骨折发现。

(2)头部 CT:颅内无异常。

【治疗原则】

1.观察病情变化　伤后短时间内可在急诊科观察,密切注意意识、瞳孔、肢体运动和生命体征的变化。对于离院患者,嘱其家属密切注意头痛、恶心、呕吐和意识障碍情况,如症状加重应立即来院检查。

2.卧床休息　急性期头痛、头晕较重时,嘱其卧床休息,症状减轻后可离床活动。

3.对症治疗　头痛时可给予颅痛定等镇痛剂。对有烦躁、忧虑、失眠者可给予地西泮、三溴合剂等药物。

二、弥漫性轴索损伤

弥漫性轴索损伤是加速或减速的惯性力所致的弥漫性脑损伤,由于脑的扭曲变形,脑内产生剪力或牵拉作用,造成脑白质广泛性轴索损伤。损伤可位于大脑半球、胼胝体、小脑或脑干。显微病理表现为神经轴索断裂。

【诊断标准】

1.临床表现

(1)昏迷:受伤当时立即出现昏迷,且昏迷时间较长。

(2)瞳孔和眼球变化变化:部分患者可有一侧或双侧瞳孔散大,对光反应消失。广泛损伤者可出现双眼向损伤对侧和向下凝视。

2.辅助检查

(1)头部 CT 扫描:可能发现大脑皮质与髓质交界处、胼胝体、脑干、内囊区或第三脑室周围有多个点或片状出血灶。

(2)头部 MRI 扫描:可较精确地反映出早期组织撕裂出血灶。

【治疗原则】

(1)同"脑震荡"。

(2)脱水治疗。

(3)昏迷期间加强观察,若病情恶化,及时复查 CT,如发现颅内血肿或严重脑水肿,需立即手术,清除血肿或行减压术。

三、脑挫裂伤

暴力作用于头部时,着力点处颅骨变形或发生骨折,以及脑在颅腔内的相对位移,造成脑的着力或对冲点伤。对冲伤和着力点伤,均可造成脑挫伤和脑裂伤,由于两种改变往往同时存在,故又统称脑挫裂伤。前者为脑皮质和软脑膜仍保持完整,而后者有脑实质及血管破损、断裂,软脑膜撕裂。脑挫裂伤的显微病理表现为脑实质点片状出血,水肿和坏死,脑皮质分层结构不清或消失,灰质与白质分界不清。脑挫裂伤常伴有邻近的限局性血管源性脑水肿或弥漫性脑肿胀。

【诊断标准】

1.临床表现

(1)意识障碍:受伤当时立即出现,短者半小时、数小时或数日,长者数周、数月,有的为持续昏迷或植物生存。

（2）生命体征改变：常较明显，体温多在 38℃ 左右，脉搏和呼吸增快，血压正常或偏高。如出现休克，应注意全身检查。

（3）局灶症状与体征：受伤当时立即出现与伤灶相应的神经功能障碍或体征，如运动区损伤的锥体束征、肢体抽搐或瘫痪，语言中枢损伤后的失语，以及昏迷患者脑干反射消失等。

（4）颅压增高：为继发脑水肿或颅内血肿所致。尚可有脑膜刺激征。

（5）其他：患者清醒后有头痛、头晕、恶心呕吐、记忆力减退和定向力障碍。

2.辅助检查

（1）头部 X 线：多数患者可发现有颅骨骨折。

（2）头部 CT：了解有无骨折、有无脑挫裂伤和颅内血肿。

（3）头部 MRI：不仅可以了解具体脑损伤部位、范围及其周围脑水肿情况，而且尚可推测预后。但因检查时间较长，一般不作为首选检查方法。

3.实验室检查

（1）血常规：了解应激状况。

（2）血气分析：在迟缓状态可有血氧低、高二氧化碳血症存在。

（3）脑脊液检查：脑脊液中有红细胞或血性脑脊液。

【治疗原则】

1.轻型脑挫裂伤患者通过急性期观察后，治疗与弥漫性轴索损伤相同。

2.抗休克治疗：如合并有休克的患者首先寻找原因，积极抗休克治疗。

3.重型脑挫裂伤患者应送重症监护病房。

4.昏迷患者应注意维持呼吸道通畅。

（1）呼吸困难者，立即行气管插管连接人工呼吸机进行辅助呼吸。

（2）对呼吸道内分泌物多，影响气体交换，且估计昏迷时间较长者，应尽早行气管切开术。

5.对伴有脑水肿的患者,应适当限制液体入量,并结合脱水治疗。

6.对脱水治疗颅内压仍在 40～60mmHg 时,因势必导致严重脑缺血或诱发脑疝,可考虑行开颅去骨瓣减压和(或)脑损伤灶清除术。

四、脑干损伤

头、颈部受到暴力后立即出现,多不伴有颅内压增高表现。脑干损伤的病理变化有脑干神经组织结构紊乱、轴索断裂、挫伤和软化。由于脑干内除有脑神经核团、躯体感觉运动传导束外,还有网状结构和呼吸、循环等生命中枢,故其致残率和死亡率均较高。

【诊断标准】

1.临床表现

(1)昏迷:受伤当时立即出现,且昏迷程度较深,持续时间较长。意识障碍恢复比较缓慢,恢复后常有智力迟钝和精神症状。如网状结构受损严重,患者可长期呈植物生存。

(2)瞳孔和眼球运动变化:双侧瞳孔不等大、极度缩小或大小多变。对光反应异常。眼球向外下或内凝视。

(3)去大脑强直。

(4)病理反射阳性、肌张力增高、交叉性瘫痪或四肢瘫。

(5)生命体征变化

1)呼吸功能紊乱:常出现呼吸节律紊乱,表现为潮式呼吸、抽泣样呼吸或呼吸停止。

2)心血管功能紊乱:心率及血压改变多出现在呼吸功能紊乱之后。

3)体温变化:多数出现高热,脑干功能衰竭后体温不升。

(6)内脏症状

1)消化道出血:是脑干损伤后多见的一种临床表现。

2)顽固性呃逆:症状持久,难以控制。

2.辅助检查

(1)脑脊液穿刺:腰椎穿刺脑脊液多呈血性,压力多为正常或轻度升高,当压力明显升高时,应除外颅内血肿。

(2)头部 X 线:可伴有颅骨骨折。

(3)头部 CT:在伤后数小时内检查,可显示脑干有点片状高密度区,脑干肿大,脚间池、桥池、四叠体池及第四脑室受压或闭塞。

(4)头部及上颈段 MRI:有助于明确诊断,了解伤灶明确部位和范围。

(5)脑干诱发电位:波峰潜伏期延长或分化不良。

【治疗原则】

1.一般治疗措施同脑挫裂伤。

2.对一部分合并有颅内血肿者,应及时诊断和手术。对合并有脑水肿或弥漫性轴索损伤者,应用脱水药物和激素等予以控制。

3.伤后 1 周,病情较为稳定时,为保持患者营养,应由胃管进食。

4.对昏迷时间较长的患者,应加强护理,防止各种并发症。

5.有条件者,可行高压氧治疗,以助于康复。

第四节　开放性颅脑损伤

颅脑开放性损伤除头部开放创伤外,常有不同程度的脑损伤、出血、水肿、感染等继发损害。与闭合性脑损伤相比较,除损伤原因不同外,因有创口存在,可有失血性休克、易招致颅内感染等特点。

【诊断标准】

1.临床表现

(1)明确病史:询问受伤时间、致伤物种类及经过何种处理。

(2)头部创口检查:应仔细检查创口大小、形状、有无活动性出血、有无异物及碎骨片、脑组织或脑脊液流出。

（3）意识障碍：取决于脑损伤部位和程度。局限性开放性损伤未伤及脑重要结构或无颅内高压患者,通常无意识障碍;而广泛性脑损伤,脑干或下丘脑损伤,合并颅内血肿或脑水肿引起颅内高压者,可出现不同程度的意识障碍。

（4）局灶性症状：依脑损伤部位不同,可出现偏瘫、失语、癫痫、同向偏盲、感觉障碍等。

（5）颅内高压症状：创口小、创道内血肿或（和）合并颅内血肿,以及广泛性脑挫裂伤而引起严重颅内压升高者,可出现头痛、呕吐、进行性意识障碍,甚至发生脑疝。

2.辅助检查

（1）头颅 X 线：了解颅骨骨折的部位、类型、颅内金属异物或碎骨片嵌入的位置等情况。

（2）头部 CT:对诊断颅内血肿、脑挫裂伤、蛛网膜下腔出血、脑中线移位、脑室大小形态等有意义;亦可显示颅内异物及颅骨骨折。

3.实验室检查

（1）血常规检查：了解失血、失液情况。

（2）腰椎穿刺：主要了解有无颅内感染和颅内压情况,但要慎重。

【治疗原则】

1.非火器性颅脑损伤

（1）及时清创处理,预防感染。应尽早清除挫碎组织、异物、血肿,修复硬脑膜及头皮创口,变有污染的开放性伤道为清洁的闭合性伤道,为脑损伤的修复创造有利条件。

（2）清创手术：尽可能在伤后 6~8 小时内行清创,但清创时间多取决于患者伤后来院就诊的时间。目前应用抗生素的条件下,早期清创缝合时间最晚可延长至 48 小时。清创完毕应缝好硬脑膜与头皮。伤道与脑室相通时,应清除脑室内积血,留置脑室引流管。如果脑组织膨胀,术后脑压仍高,可以不缝硬脑膜,并视情况做外减压（颞肌下减压或去骨瓣减压）,伤后 24 小时内,肌内注射破伤风抗毒素 1500U。

(3)特殊伤的处理:钢针、钉、锥等刺入颅内形成较窄的伤道,有时因致伤物为颅骨骨折所嵌顿,在现场急救时不要贸然将其拔除;特别是伤在静脉窦所在处或鞍区等部位时,仓促拔出致伤物可能引起颅内大出血或附加损伤引起不良后果。接诊后应行头部正侧位及必要的特殊位置的 X 线平片,了解伤道及致伤物的大小、形状、方向、深度、是否带有钩刺和伤及的范围。如果异物靠近大血管、静脉窦,可进一步行脑血管造影、CT 等检查,查明致伤物与血管等邻近结构的关系。根据检查所获取的资料,分析可能出现的情况,研究取出致伤物法,做好充分准备再行手术。

(4)静脉窦损伤的处理:首先要做好充分输血准备。上矢状窦伤时,应先在其周边扩大颅骨骨窗,再取出嵌于静脉窦裂口上的骨片,同时立即以棉片压住窦的破口,并小心检查窦损伤情况。小的裂口用止血海绵或辅以生物胶即可止住,大的破裂口则需用肌筋膜片覆盖于裂口处,缝合固定,亦可取人工硬脑膜修补静脉窦裂口,以达到妥善止血。

2.火器性颅脑损伤的处理

火器性颅脑损伤包括及时合理的现场急救,快速安全的转送,在有专科医师和设备的医院进行早期彻底清创和综合治疗。其中颅脑穿透伤伤情较重,可分为:盲管伤,仅有射入口,致伤物停留在伤道末端,无射出口;贯通伤,投射物贯通颅腔,有入口和出口,形成贯通伤道,多为高速枪伤所致,脑损伤广泛而严重,是火器性颅脑损伤最严重者;切线伤,投射物与头部呈切线方向擦过,飞离颅外,射入口和射出口相近,头皮、颅骨、硬脑膜和脑组织浅层皮层呈沟槽状损伤,所以又称沟槽伤。

(1)现场急救与转送。

(2)早期清创处理:清创的目的是把创道内污染物如毛发、泥沙、碎骨片、弹片异物、坏死碎化的脑组织、血块等清除,经清创后使创道清洁、无异物、无出血、无坏死脑组织,然后修补硬脑膜,缝合头皮,由开放伤变为闭合伤。清创要求早期和彻底,同时尽可能不损伤健康脑组织,保护脑功能。伤后 24 小时内,过敏试验阴性者,应肌内注射破伤风抗毒素 1500U。

（3）术后处理：应定时观察意识、瞳孔、生命体征的变化和神经系统体征。观察有无继发性出血、脑脊液漏，必要时行 CT 动态观察。加强抗感染，抗脑水肿，抗休克治疗，术后常规抗癫痫治疗，加强全身支持治疗；昏迷患者保持呼吸道通畅，吸氧并加强全身护理，预防肺炎、褥疮和泌尿系感染。

第五章　功能性神经外科疾病

第一节　癫痫

一、概述

癫痫不是一种特异的疾病,而是由多种病因引起的大脑神经元突发性过度异常放电,导致短暂大脑功能障碍的一种综合病征。癫痫发作是指脑神经元异常和过度超同步化放电所造成的临床现象。其特征是发作突然和症状呈一过性。由于异常放电的神经元在大脑中的部位不同,可有多种多样的临床表现。可以表现为运动感觉神经或自主神经症状伴有或不伴有意识或警觉程度的变化。

(一)病因

根据病因癫痫可分为三类:①特发性癫痫,指没有大脑结构或代谢异常,但有遗传因素的癫痫;②隐源性癫痫,从临床特点判断为有原因的癫痫,但临床找不到病因;③症状性癫痫,临床能够查找到病因的癫痫。病因可包括脑部病损和代谢障碍。如先天性疾病、产前期和围生期疾病、高热惊厥后遗、外伤、感染、中毒、颅内肿瘤、脑血管疾病、营养代谢性疾病等。近年来随着神经影像学和神经分子遗传学的进展,许多过去认为是隐源性的癫痫也可发现组织结构或功能方面有异常,症状性癫痫的比例有逐渐增高的趋势。

关于癫痫的病因,从胎儿期到老年很多疾病或损伤都可以引起癫痫,不同年龄病因各不相同。在婴幼儿期,先天性因素和围产期因素占据重要作用,而在老年期则主要是脑血管病所致。近年来随着高清晰MRI 的发展,发现皮质发育异常(MCD)在儿童癫痫的病因学中占据重要地位,随着年龄的增加,皮质发育异常的比例逐步降低。皮质发育异常,如局灶性皮质发育不良、结节性硬化、半巨脑、多小脑回、无脑回畸形、灰质异位及 Sturge-Weber 综合征等常伴有严重的癫痫发作,统计资料表明,在所有癫痫患者中,至少 14％的患者发现有皮质发育异常,而在严重或难以处理的患者中这个比例达到 40％以上。在难治性癫痫手术切除标本中,皮质发育异常的比例为 25％～53％,而在小于 3 岁的儿童难治性癫痫患者中可达 80％。

(二)诊断和鉴别诊断

癫痫的诊断分为三个步骤,包括:①首先明确发作性事件是否是癫痫。人类癫痫具有两个主要特征,即脑电图上的痫样放电和癫痫的临床发作,仅有脑电图痫样放电不能诊断为癫痫,部分正常人和功能性疾病如偏头痛的患者可以出现痫样放电。仅有临床发作而没有脑电图痫样放电时癫痫的诊断需要慎重,合理选用各种诱发技术、延长脑电图记录时间以及脑磁图检查,结合有价值的生化检查,可提高癫痫患者诊断的准确度;②第二步是明确癫痫的发作类型或特殊癫痫综合征,癫痫发作类型是一个具有病因、治疗和预后含义的诊断,不同发作类型的癫痫需用采取不同的方法进行治疗。癫痫综合征是由一组体征和症状组成的特定癫痫表现,它涉及的不仅是癫痫发作类型,还包含特殊的病因、病理、预后、转归和治疗;③继发性癫痫还需要确定癫痫的病因,寻找患者可能存在的结构性异常、先天性异常、感染性疾病或代谢性异常等原因。

同样癫痫的鉴别诊断也包含三个层次的鉴别:癫痫性发作和非痫性发作的鉴别、不同发作类型的鉴别和不同癫痫综合征的鉴别。全身性癫痫发作需要和晕厥、假性癫痫发作、发作性睡病、低血糖、低血钙等疾病鉴别,部分性发作需要和偏头痛、短暂性脑缺血发作、抽动秽语综合征等鉴别。

(三)药物治疗

抗癫痫药物(AEDs)一般在癫痫的诊断明确后开始使用,如果发作的性质难以确定,应该进行一段时间的观察,在临床中多在出现第二次无明显诱因发作之后开始 AEDs 治疗。治疗的药物选择可根据癫痫发作类型和癫痫综合征进行,强调单药治疗的原则,从小剂量开始,逐步增加剂量,治疗过程中可采用 AEDs 药物浓度监测,观察药物效应和不良反应,并进行相应的药物调整。如果两次单药治疗无效(根据 2011年 ILAE 的难治性癫痫新定义,有效为至少经历 3 个发作周期未出现发作),可选用合理的多药治疗。20 世纪 80 年代前共有 7 中主要的AEDs 应用于临床,习惯称为传统 AEDs,之后国外开发并上市了多种新型 AEDs。患者在药物治疗后无发作 2~3 年,脑电图正常的情况下可考虑停药,对存在局部神经影像异常、特殊癫痫综合征等患者需要更长的药物治疗时间。

(四)外科治疗

1886 年,英国医师 Horsley 对一例由于凹陷性颅骨骨折引起的运动性癫痫患者和一例 Jachson 癫痫患者进行手术,从此开创了癫痫外科治疗的历史。20 世纪 40 年代脑电图的问世,使医师在不开颅的情况下可发现癫痫病灶,从而带动了癫痫外科的发展。20 世纪 70 年代是癫痫外科发展的转折点,影像学和电生理技术的迅速发展带动了癫痫外科的完善和发展。CT 和 MRI 的相继问世,神经外科医师可以在术前对脑内病灶进行定位,癫痫外科的疗效得到显著改善。SPECT、PET、功能性磁共振、脑磁图、磁共振质子波谱分析的相继应用,不仅丰富了癫痫致痫灶的定位方法,而且解决了癫痫的功能学检查。近十多年来,电生理技术得到迅猛发展,动态脑电、视频脑电、颅内埋藏电极得到广泛应用,电生理技术与影像学技术的互相融合,使致痫灶的定位能力得到明显提高,同时许多新的致痫灶定位方法和手术方法(如迷走神经刺激术)的采用,开创了癫痫外科治疗的新局面。

流行病资料显示,我国目前癫痫的患病率为 0.5%,在颅内疾病中仅次于脑血管疾病。通过合理的药物治疗可使 $70\%\sim80\%$ 的患者的癫痫发作得到有效控制,但仍有 $20\%\sim30\%$ 左右的患者对常规药物治疗无效,被称为药物难治性癫痫,需要考虑进行外科手术。手术的目的是尽可能切除患者的致痫区,消除或减少癫痫发作,提高生活质量。所谓致痫区是指引起临床发作的脑皮质区域,手术切除致痫区后癫痫发作完全消失,致痫区是一个纯外科概念的区域,可能包括癫痫发作的起始区和潜在的起始区,与刺激区、病灶区、症状区存在交叉,目前还没有一种方法和手段能够直接测定其范围。

癫痫手术的目的是消除和减少癫痫发作,提高生活质量。选择的手术对象包括:①药物难治性癫痫:一般而言,采用合理的 $2\sim3$ 种一线抗癫痫药物,经过 2 年以上正规治疗,检测血药浓度在有效范围内,仍不能控制癫痫,且影响日常生活和工作者。对难治性癫痫的定义不同学者有不同的看法,以往认为癫痫发作频率每月应该在 4 次以上,但目前认为严重的发作或是颞叶内侧癫痫,每月 1 次以上即可考虑手术,在药物治疗的时间上也有不同的认识。②脑内有明确病灶的继发性癫痫,如颅内存在肿瘤、血管畸形等病灶,这一类患者无需满足药物难治性癫痫的条件。③患者不能耐受药物治疗。术前评估完成后,需要手术的患者必须是致痫灶明确,且手术处理后不会引起重要功能缺失,还要求患者和家属能够理解手术风险。

手术的禁忌证应包括:①具有进行性发展的神经疾患,由变性性、代谢性或其他内科疾病所致癫痫;②具有自行缓解趋势或良性癫痫患者;③全身情况不适合手术或患有严重的内科疾病;④伴有活动性精神疾患;⑤智商低于 70 以下属于相对禁忌。

确立致痫灶的部位是癫痫手术的关键,这与是否采用手术治疗或采用何种手术方式有关。目前国内外学者一致认为,在术前以应利用综合性的检查诊断程序为宜,而非单一检查方法可代替,目前最常用和较好的方法是分期综合估价来确定致痫灶的部位。根据致痫灶的位置和范围,可以采取单纯切除病灶、切除病灶和致痫区、切除致痫区等手术方式。随着高分辨率神经影像技术的广泛应用,发现癫痫患者有脑内病灶的人迅速增加,病灶及周围致痫区的一并切除成为外科手术的主要方式。

对癫痫手术结果的评估尚无一致的标准,最低的要求是减少或终止癫痫发作,最终的目的是使患者康复和使患者生存的质量得到改善。因此评估手术疗效的指标通常包括以下几个方面:①癫痫控制结果,目前常用的评价系统包括国内某学者等建立的标准和国际上得到较为广泛应用的 Engel 分级标准;②智力和认知方面的评估,智力评估通常采用韦氏智力量表进行测试,在婴幼儿可采用特殊的量表如 Gesell 发展量表等进行评估,成套的神经心理学测试量表也被广泛应用;③手术并发症的发生情况。

手术后早期可见到一过性的异常症状,如发热、暂时性的肢体轻瘫和部分性失语,多由于多软膜下横纤维切断术或手术干扰所致,可在2~3周内恢复。癫痫手术的并发症主要包括感染、颅内血肿、脑神经瘫痪、偏瘫、视野缺损、失语、记忆和认知障碍、裂脑综合征、精神症状等。感染的概率在 0.5% 左右,颞叶切除的死亡率在 1%,大脑半球切除近期死亡率在 6%~7%,远期 20%~30%。胼胝体切开术在极少部分患者可导致裂脑综合征,大脑半球切除术可出现含铁血黄素沉积。

影响预后的因素众多,包括:①手术时间和年龄:儿童及青少年患者的预后较成年人为佳。癫痫病程越长,对患者的智力和认知的损害越大,预后不良。②致痫灶范围:局灶性癫痫仍是目前治疗效果最佳的癫痫,如颞叶内侧癫痫,多灶性的治疗效果相对稍差。③解剖学病灶:MRI 上存在解剖学病灶者较没有病灶者的手术效果更佳。病灶的性质也影响手术后癫痫的控制,低级别肿瘤患者效果好,皮质发育异常手术的癫痫控制率稍低,而外伤和感染所致的难治性癫痫患者效果常不满意。④手术切除的彻底性:Duchowny 的回顾性研究发现,手术是否彻底切除致痫灶是影响手术效果的唯一因素。而一些姑息性手术的疗效则相对较差。⑤术后早期频繁的癫痫发作:术后早期由于脑水肿等原因可出现癫痫发作,但频繁的癫痫发作预示手术效果不佳。

二、癫痫术前评估

癫痫手术的原则是在保护脑重要功能的前提下尽可能彻底地处理致痫灶,因此详尽的术前评估是必不可少的,术前评估则主要包括致痫灶的定位和功能评估。致痫灶的定位和功能评估都涉及侵袭性和非侵袭性的评估程序,理想的术前评估技术应该是高度敏感和特异性的,但目前还没有哪一种技术具有这种性能,因此目前都是采用分期的综合评估方法,包括初期的非侵袭检查和后面的侵袭性手段。

(一)致痫灶评估

1.临床资料评估　　细致反复地听取患者、家属叙述和直接观察癫痫发作的症状,进行仔细的体格检查,分析发作间期和发作期症状,询问过去药物史、个人史、围生期史,确定难治性癫痫的诊断是否成立。先兆对致痫灶的定位具有重要的意义,复杂部分性发作的先兆发生率在 40% 左右。癫痫发作时症状和体征是确定致痫灶的重要依据,可协助致痫灶的定侧和定位。

2.EEG 评估　　包括头皮常规脑电图、睡眠脑电图、动态脑电图、视频脑电图等,并参考特殊电极检查,包括蝶骨电极、鼻咽电极等,采用特殊的软件可以得到电活动的偶极子情况。为得到发作期脑电图资料,在部分发作不频繁的患者需要逐步减少药物或停药检查。脑电图结果可以评估癫痫刺激区和发作起始区的情况,对于致痫灶的定侧、定位、切口入路的选择、切除范围的大小以及手术后预后均起决定性作用。

3.神经心理学评估　　可行韦氏治疗测验、记忆量表测定、Halstead-Reitan 成套实验等了解不同脑区亚结构的功能损害情况,进一步推测致痫灶的部位。

4.结构性影像检查　　包括 CT、MRI,认清与癫痫发作有关的结构性病灶。高分辨 MRI,可以发现一些较小的甚至微细的致痫病变。常见的致痫病灶包括颞叶海马硬化、肿瘤、血管畸形、皮质发育障碍、脑软化灶、钙化、穿通畸形、蛛网膜囊肿等。质子波谱分析(MRS)常用于颞叶癫痫的致痫灶定位,可提供脑区的化学改变以用于致痫灶的评估。

5.SPECT 和 PET　　SPECT 和 PET 是核医学领域最重要的检查手段。发作间歇期致痫灶在 SPECT 表现为低灌注,发作期表现为高灌注,PET 在发作间歇期可提供致痫灶的代谢情况。PET 的分辨率较SPECT 高,但 SPECT 适合于进行发作期检查。

6.脑磁图(MEG)　　超导量子干涉仪为基础检测大脑内极其微弱的生物电磁场信号,它可检测皮质直径小于 3mm 的异常活动,是最灵敏、无创的致痫灶定位方法。它去除了头皮、颅骨的干扰,能够区别镜灶和原发灶,主要应用于发作间歇期致痫区的定位。

7.颅内埋藏电极　　包括硬膜外和硬膜下以及深部电极,用于致痫灶侧别和部位的确定,特别适合于:①痫灶不明确;②有多发致痫灶;③MRI阴性;④几种评估检查结果不一致时。颅内埋藏电极除直接检测痫样放电的区域外,尚可进行电刺激反应,出现发作先兆或后放电区域常被认为是癫痫的起始区域。皮层致痫灶多采用硬膜外或硬膜下电极,尚可采用深部电极和立体脑电图(SEEG)确定位置较为深在的致痫灶。目前认为颅内埋藏电极是术前致痫灶评估的较佳方法,但存在出血、感染等手术风险。

8.术中 EcoG 和深部电极检测　　在每个开颅行癫痫灶切除手术的患者常规进行,可以验证致痫灶的部位和异常放电的范围,有助于决定手术切除范围,评价切除后残余放电活动。对术中放电不明显的部分患者可采用诱发的方法检测。

9.融合技术　　EEG 和 MEG 具有良好的时间分辨率,PET、fMRI等具有良好的空间分辨率,因此将两类技术进行融合,可以实现优势互补,目前已广泛应用于癫痫的术前评估,如 EEG 和 fMRI 的融合,EEG和 SPECT 的融合(SISCOM),磁源成像(MSI)等。

尽管有上述多种方法进行综合性的评估,但目前认为电生理检查仍然是致痫灶定位的"金标准",CT、MRI 等是确定结构性病灶的最佳方法,两者检查结果相一致时具有更佳的可靠性和准确性。在电生理检查中,发作期脑电图资料是最重要的,在发作间歇期资料中,脑磁图检查可能优于常规颅外脑电图,而侵袭性的颅内埋藏电极检查是癫痫术前评估的"金标准",常规脑电图和脑磁图有助于准确地放置颅内埋藏电极。术中 ECoG 发现的异常放电并不一定代表致痫区的准确范围,残余的放电并不意味手术后癫痫控制不佳。

(二)功能区评估

1.癫痫发作的症状区　　癫痫发作影响特定的脑功能区可以产生相应的临床症状,产生最初症状的脑区即症状区。症状区可在致痫区内或在其附近,因此手术切除时需要考虑是否会累及功能区。值得注意的是不同部位皮质起源的癫痫发作传导到同一功能区后可以出现相同的症状,需要仔细区分致痫区和症状区的关系。

2.皮质功能区的解剖学定位　　MRI 是癫痫外科术前评估的必要检查之一,DSA 技术可显示血管的走行,MRI 和 DSA 影像融合,可以使皮质的解剖更直观,为手术的安全性和精确性提供帮助。术前需要了解功能区脑、沟回的走行,重要动静脉的边界和走行,初步确认脑功能区的解剖定位。

3.神经心理学评估　　系统的神经心理学检查可以反映患者的智力水平、情绪变化和人格倾向,辨别大脑半球的语言和运动的优势侧,以及记忆功能,从而对脑功能损伤的程度和范围进行定量的评估。评定方法包括智力、记忆、知觉、注意力、失语、视觉、概括能力等检查,常用的测验如韦氏治疗测验、记忆量表测定、Halstead-Reitan 成套实验等。

4.功能性磁共振(fMRI)　　fMRI 在现实结构的基础上可反映脑功能的分布,可进行术前语言、运动、感觉、视觉等功能的定位。BOLD-fMRI 是目前功能区定位的主要方法,空间分辨率高。给予患者一定的任务或刺激,会在相应功能区产生 MRI 信号的改变。fMRI 对定位语言、感觉、运动区较为准确,由于其无创性,近年来有部分中心正在用 fMRI 代替皮质电刺激。除此之外,质子波谱分析(MRS)可通过特定脑区的化学异常改变反映其功能,磁共振弥散张量成像(DTI)也应用于白质传导束的追踪,了解传导功能。

5.Wada 实验 是最常用的测试优势大脑半球的方法。一般先经股动脉插管,全脑血管造影后经一侧颈内动脉注射异戊巴比妥钠麻醉一侧大脑半球,进行相应的语言、记忆和运动等功能测试。可以明确手术侧半球的功能状态、对侧的代偿储备情况,对确定手术方案非常重要。

6.脑磁图 MEG 除应用于致痫灶定位外,尚可应用于功能区定位。给予一定刺激后相应脑皮质产生电活动改变,利用 MEG 检测其磁场变化确定其位置,将磁场位置融合到 MRI 上,得到磁源成像图。MEG 可以进行语言、感觉、运动、视觉等功能区的检测,目前虽处于探索阶段,但已显示出广阔的应用前景。

7.SPECT 和 PET PET 反映代谢改变,如葡萄糖代谢,SPECT 反映血流的改变,间接地反映功能。PET 尚可显示神经受体的分布和变化,如检测 GABA/BZ 受体、阿片受体、5-HT 等。由于其空间分辨率低、需要示踪剂等原因,在神经认知心理学检查方面有逐渐被 fMRI 取代的趋势,但显示神经受体仍是其特色。

8.经颅磁刺激(TMS) TMS 可以对语言和运动区定位,为手术方案提供参考依据。逐步增加作用于皮质的 TMS 强度,可抑制语言等功能,检查时需要先进行影像导航定位。

9.诱发电位 基于事件相关电位(ERP)的诱发电位已广泛应用于临床功能检测,包括运动、体感、视觉、听觉等。诱发电位主要反映神经系统的特异和非特异传导通路,在出现临床功能障碍之前即可早期发现异常改变。

10.近红外谱技术(NIRS) NIRS 是近年来出现的功能成像新技术,通过检测神经元活动所导致的光学特性变化了解功能,如检测脑内特定区域的血红蛋白、脱氧血红蛋白等物质的变化,具有较强的空间和时间分辨率,且仪器具有便携、方便、经济、患者易于配合等特点,现已应用于临床。

11. *颅内埋藏电极的电刺激技术*　可分为两种：一种是直接的功能区皮质电刺激，观察患者的反映；另一种是采用诱发电位的方法，检测功能区，这种方法不易诱发癫痫。埋藏电极的皮质电刺激技术较术中电刺激有充裕时间，且不受麻醉的影响。

在术前功能评估中，有创性的 Wada 实验、电刺激技术仍是确定功能区的"金标准"，无创性的 fMRI、MEG、TMS、NIRS 等在近年来取得了较大进展，但仍无法取代前者，只能提供重要参考依据，而且需要多种无创性检查的综合定位。随着无创性技术的进一步发展，未来将具有更广阔的应用空间。

三、癫痫手术方式和围术期处理

通过详尽的术前评估如果能够确定致痫灶的位置，则可考虑直接进行致痫灶切除。如果现有资料未能明确致痫灶的位置或存在疑问则需要进行进一步的评估，通常会考虑进行颅内埋藏电极评估，明确致痫灶后再行癫痫灶处理。

（一）颅内埋藏电极的置入术

颅内埋藏电极的位置选择：①深部电极适合于起源于海马或杏仁核的癫痫；②硬膜下条状电极适合于皮层致痫灶的定侧或定位；③硬膜下板状或网格状电极适合于皮层的详细致痫灶定位；④硬膜外电极适合于通过微创技术对广泛区域取样；⑤深部致痫灶定位可采用深部电极或立体脑电图（SEEG）；⑥卵圆孔电极适合于颞叶中央监测。根据初步评估结果情况需要可联合使用深部电极和皮层电极。

1. *硬膜下电极*　用于皮层致痫灶的定侧和定位，分为条形和网状电极。单独的条形电极由 4～11 个镍铬合金触点组成，多通过钻孔放置，可用于致痫灶的定侧和定位，如区分致痫灶位于左侧还是右侧，或用于区分致痫灶位于额区或颞区，多根条形电极联合使用可确定致痫灶的具体位置。网状电极主要应用于致痫灶位置已相对确定，但具体位置不明的患者,需要开颅手术放置。硬膜下电极相对较为安全,但在硬膜下有广泛粘连时需要慎用。

2.深部电极　深部电极的放置多需要有框架或无框架定位系统的帮助,在立体定向技术或影像导航下放置到确定的位置,常用于海马或杏仁核起源癫痫的致痫灶定位。对颞叶内侧癫痫患者常用的放置方法为:①颞部或额部钻孔,经颞叶皮质向海马和杏仁核置入深部电极;②沿海马长轴置入。深部电极放置相对较为复杂,有出血的风险。

3.硬膜外电极　硬膜外电极获取的信息没有硬膜下或深部好,硬膜外出血的风险也较高,临床应用较少。适用于硬膜下以及深部电极不适合时,如有粘连等;或无创性检查无法明确致痫灶时。

4.卵圆孔电极　可用于颞叶中线基底部致痫灶的定位,创伤小,并发症少。局麻透视下采用 Kirschner 技术将电极置入卵圆孔。

(二)癫痫手术方式

在癫痫外科治疗过程中,主要有三种类型的手术方式,即癫痫灶的切除或毁损、癫痫放电传播途径的切断和电刺激技术。前者根据切除区域的不同可分为局部皮质切除、脑叶切除和半球切除。根据致痫灶的位置和范围可以采取不同的手术方式。在非功能区,通常使用致痫灶或脑叶切除;在功能区则采用多软膜下横纤维切断术(MST)或皮层纤维热灼术。对一些弥漫性的或双侧致痫灶则采用姑息性手术方式,如胼胝体切开等。根据大宗病例报道和多中心治疗结果显示,外科手术治疗药物难治性癫痫的总有效率在83%～92%之间。目前采用的主要手术方式有:

1.前颞叶切除术　适用于颞叶癫痫,是最常见也是最成功的癫痫外科手术。颞叶切除的范围根据脑电图定位确定,通常切除颞极后4.5～6cm,左侧限制在 5cm,右侧容许切除颞极后 6cm,向后不超过Labbe 静脉,一般包括杏仁核和海马。也有观点主张切除的范围更小,3.5～4.5cm,以避免术后失语和偏盲。常用的切除过程为先打开外侧裂,暴露大脑中动脉及其分支,切断供应颞极的动脉;从颞中、下回切开外侧皮质,找到侧脑室颞角;显露岛叶,向下切开脑组织,沿颞角向前到达颞极;牵开颞角,沿脉络丛外侧向前切开海马,后方 3.5cm 处离断海马;继续切断海马旁回直达小脑幕,移除颞叶外侧和海马。术中注意保护内侧的蛛网膜完整,勿伤及脑底池内的结构,尤其是脑干、颈内动脉、后交通动脉、大脑后动脉、脉络丛动脉、动眼神经等。据 Engel 的大宗病例统计,前颞叶切除后癫痫完全控制率在 68%(Engel Ⅰ级),有 92%的患者得到显著改善(发作频率减少超过 90%)。并发症较少,常见的有视野缺失、偏瘫等,死亡率低于 1%。

2.选择性杏仁核和海马切除术　适用于起源于杏仁核、海马和海马旁回的内侧型颞叶癫痫。可避免颞叶外侧切除所导致的各种并发症,如失语、视野缺失等。手术技巧较前颞叶切除要求稍高,可根据术者经验选择多种手术入路,如经颞极入路、经侧裂入路、经颞底入路、经颞中回入路、经海马旁回入路等。手术疗效与前颞叶切除相类似,Olivier 报道 369 例选择性海马杏仁核切除术,67%的患者获得 Engel Ⅰ级,11%的患者获得 Engel Ⅱ级,仅 8%的患者无效。

3.颞叶外致痫皮质切除　切除位于额、顶、枕叶的致痫灶,主要是部分皮质切除。位于功能区的病灶可采用唤醒麻醉术中电刺激技术。颞叶外致痫灶切除效果较颞叶切除差,Engel 的统计完全控制率在 45%,同时有 35%的患者可以获得显著改善。

4.胼胝体切开术　手术目的在于切断连接两侧大脑半球的联结纤维,将痫样放电局限在大脑半球一侧,使癫痫发作局限。包括胼胝体前部、后部及全切开术,对癫痫持续状态和跌倒发作疗效较好。为避免全切开后的大脑失联结综合征,也可采用分期手术的方式。对一些常规方法难以处理的儿童重症癫痫,如 West 综合征、Lennox-Gastaut 综合征,胼胝体切开术具有良好的疗效,台湾 Kwan 对 74 例 LGS 仅行胼胝体切开术,有超过 60%的患者获得改善(癫痫发作减少 50%以上)。胼胝体切开术是姑息性手术,能缓解癫痫的发作,使癫痫发作局限或发作频率减少,但仅有 5%～10%的患者术后不再发作。

5.大脑半球切除术　适用于致痫灶主要位于一侧半球或多叶的严重顽固性大病灶癫痫,通常要求对侧半球功能较好。手术对象分为两组,一组是由稳定性的脑内病变(如出生时的损伤、脑外伤所致软化等)引起,半球损害已发展到极致,存在严重的偏侧功能障碍;另一组为由活动性或进展性病变引起,功能损害虽不很严重但已开始出现,按病程发展将发展成为严重功能障碍的患者,如 Rusmussen 脑炎、部分广泛性的 Sturge-Weber 综合征以及婴儿痉挛症。术前必须进行严格的功能评估。手术包括结构性大脑半球切除、改良大脑半球切除、功能性大脑半球切除和大脑半球离断等。大脑半球切除术具有较好的癫痫控制率,可使 58%～78% 的患者达到完全控制。并发症包括脑积水、含铁血黄素沉积等。严重的并发症为远期脑含铁血黄素沉积,在手术后 4～20 年出现,表现为精神迟钝、共济失调、颅内压增高等,常因轻微头部外伤,神经系统症状恶化而死亡。

6.多脑叶切除　对于一些局限于一侧大脑半球的多灶性重症癫痫,可采用多脑叶切除。此术式是小范围地切除含癫痫灶的脑叶,避免采用大脑半球切除所导致的功能损害。据某学者报道,能使超过 80% 的重症癫痫获得改善。相对于大脑半球切除,并发症较少,包括视野偏盲等。

7.多软膜下横纤维切断术(MST)和低功率电凝热灼术　手术将介导痫样放电传播的横行纤维切断,同时保留皮质柱的基本功能,通常用于功能区致痫灶的处理。常联合其他手术方式使用,单纯使用有效率在 50% 左右。由于 MST 容易导致严重的颅内粘连,国内亦有采用皮层低功率电凝热灼的方式代替 MST。

8.立体定向手术　通过立体定向毁损深部结构如杏仁核、海马、Forel-H 区、胼胝体等结构来实现其抗癫痫作用。适用于多发性致痫灶或双侧半球广泛性痫样放电;或致痫灶位于功能区以及伴有精神障碍的患者。目前对该手术临床疗效的评价尚有分歧,一些研究显示术后患者短期疗效好,但复发率高。

9.立体定向放射外科治疗　立体定向放射外科治疗癫痫的主要设备是γ刀,其他包括 X 刀、质子刀等也应用于癫痫的治疗。主要适合于诊断明确的颞叶癫痫和伴有病灶的继发性癫痫。临床研究显示大于20Gy 的周边剂量更加有利于癫痫的控制,但大于45Gy 的周边剂量可引起神经功能障碍。对一些特殊部位如脑干附近的病灶需要限制在更低的剂量。γ 刀治疗癫痫已取得了一些成功的经验,但在疗效的进一步提高、适应证和靶点的选择等方面需要深入研究。

10.迷走神经刺激术　通过电刺激迷走神经来缓解癫痫发作,具体机制尚不清楚。1997 年被美国 FDA 批准应用于 12 岁以上患者。特点是副作用较小。You 等的报道有效率(发作减少 50%)在 50%左右。

11.深部脑电刺激术　通过植入电刺激器,刺激一些深部结构,如丘脑底核、丘脑前核、中央核等缓解癫痫发作。此手术对一些不适合进行致痫灶切除或致痫灶弥散的患者适用,也可应用于癫痫手术失败的患者,目前国内外已有较多临床效果良好的报道。

12.慢性小脑电刺激术　疗效不肯定,目前已较少使用。

(三)围术期处理

1.手术前的讨论　术前评估是极其重要的环节,从某种程度上讲比手术本身更加重要,这需要一个癫痫外科治疗小组的共同努力,进行讨论和交换意见,成员包括癫痫外科医生、癫痫内科医生、脑电图医生、神经影像学医生、精神心理医生和小儿科医师等。讨论的目的主要集中在手术适应证、致痫灶评估、手术方式选择和功能评估等几个方面。

2.术后早期观察和并发症的预防　观察的目的是早期发现和预防并发症,主要包括生命体征、意识状况、引流情况、语言和肢体活动、颅内压等。在术后 3 天后由于脑水肿等原因可能会出现暂时性的意识障碍和语言、肢体的变化,需要注意观察,及时化验检查,果断行 CT 检查,防止颅内血肿、感染等并发症的出现,非感染性发热多在 7～12 天后下降至正常水平,不需要强力的抗感染治疗,可考虑行腰穿进行检查和放血性脑脊液治疗。皮下积液好发于骨瓣较大的手术患者,处理主要是加压包扎和穿刺。

3.术后早期癫痫和癫痫持续状态　　术后早期癫痫是癫痫外科常见的现象之一,指术后1～2周内发生的癫痫,与手术干扰、脑水肿、围术期刺激因素有关,多为暂时性,且发作形式可能与术前不同。预防主要应用抗癫痫药物、颅内压的降低、改善微环境诱因、检查药物浓度。出现癫痫持续状态则需要紧急处理,必要时采用静脉麻醉处理。注意使用镇静剂后需要加强对意识状态的监测和呼吸道的处理。

4.护理和健康教育　　主要包括:①术前做好心理状态的评估,了解患者的健康状况、生活自理能力和发作时情况;②做好癫痫发作时的紧急救治和护理,防止发生坠床、呼吸窒息、误吸等;③发作时症状的观察,为术前评估提供依据;④发作后加强护理,观察和处理发作后的意识和精神紊乱,防止出现癫痫持续状态;⑤手术后的观察和护理;⑥健康教育和术后用药指导,加强安全教育,坚持规律服药,鼓励其适应社会,定期随访。

5.术后抗癫痫药物治疗　　术后即采用静脉抗癫痫药物,患者意识恢复后加用口服抗癫痫药物。药物的选择根据发作形式、术前用药和手术情况决定。出现早期发作时可根据发作形式决定是否调整药物,检测药物浓度,必要时刻联合用药。药物需要规律服用2～3年,如无发作且脑电图检查正常可考虑逐步减药,如停药后出现复发需要恢复停药前的药物。

第二节　　帕金森病

一、概述

帕金森病(PD)是一种以静止性震颤、僵直、运动迟缓等为主要症状的神经退行性疾病,首先由英国医师詹姆斯·帕金森于1817年做出描述。帕金森病的发病率随年龄增长而明显增高,平均发病年龄为60

岁左右,40 岁以下起病的青年帕金森病较少见,60 岁以上人群帕金森病发病率为 1‰,我国 65 岁以上人群 PD 的患病率大约是 1.7％。随着我国人口老龄化加剧,该疾病日益受到人们的重视。科学界对该病的研究历史已近 200 年,尽管人们对该病的认识已经取得长足进步,但仍没有找到根治本病的方法。

帕金森病的确切病因至今未明,可能是年龄老化、遗传因素、环境因素等多种因素共同作用的结果:PD 的发病率和患病率均随年龄的增高而增加,提示衰老与发病有关。研究表明随年龄增长,正常成年人脑内黑质多巴胺能神经元会渐进性减少,因此年龄老化是 PD 发病的危险因素之一。遗传因素在 PD 发病机制中的作用越来越受到学者们的重视。自 90 年代后期第一个帕金森病致病基因 α-突触核蛋白(PARK1)的发现以来,陆续发现多个致病基因与家族性帕金森病相关。另外,环境中一些神经毒性物质(如 1-甲基-4 苯基-1,2,3,6-四氢吡啶,MPTP)可以选择性的进入黑质多巴胺能神经元内,抑制线粒体呼吸链复合物 I 活性,促发氧化应激反应,从而导致多巴胺能神经元的变性死亡。一些除草剂、杀虫剂的化学结构与 MPTP 相似。总之,帕金森病可能是多个基因和环境因素相互作用的结果。

二、病理生理

帕金森病突出的病理改变是中脑黑质多巴胺(DA)能神经元的变性死亡、纹状体 DA 含量显著性减少以及黑质残存神经元胞质内出现嗜酸性包涵体,即路易小体。出现临床症状时黑质多巴胺能神经元死亡至少在 50％以上,纹状体 DA 含量减少在 80％以上。黑质-新纹状体多巴胺递质系统可通过 D_1 受体增强直接通路的活动,亦可通过 D_2 受体抑制间接通路的活动。所以,当该递质系统受损时,可引起直接通路活动减弱而间接通路活动增强,于是运动皮层活动减少,从而导致帕金森病症状的出现。除多巴胺能系统外,帕金森病患者的非多巴胺能系统也有明显的受损。如 Meynert 基底核的胆碱能神经元,蓝斑的去甲肾上腺素能神经元,脑干中缝核的 5-羟色胺能神经元,以及大脑皮质、脑干、脊髓以及外周自主神经系统的神经元。依据 Braak 假说,PD 病变开始于嗅球、延髓及脑桥;随后进展至黑质和其他中脑、前脑的深部核团,导致典型的震颤、强直、运动减少等运动症状;最后发展至边缘系统和新皮质等。纹状体多巴胺含量显著下降与帕金森病运动症状的出现密切相关。中脑-边缘系统和中脑-皮质系统多巴胺浓度的显著降低与帕金森病患者出现智能减退、情感障碍等密切相关。

三、临床表现

帕金森病起病隐袭,进展缓慢。通常引起患者关注的首发症状是一侧肢体的震颤或活动笨拙,进而累及对侧肢体。临床上主要表现为静止性震颤、运动迟缓、肌强直和姿势步态障碍。

(一)静止性震颤

约 70% 的患者以震颤为首发症状,多始于一侧上肢远端,静止时出现或明显,随意运动时减轻或停止,精神紧张时加剧,入睡后消失。手部静止性震颤在行走时加重。典型的表现是频率为 $4\sim6\,Hz$ 的"搓丸样"震颤。部分患者可合并姿势性或者动作性震颤。

(二)肌强直

查体时活动患者的肢体、颈部或躯干时可觉察到有明显的阻力,这种阻力的增加呈现各方向均匀一致的特点,类似弯曲软铅管的感觉,故称为"铅管样强直"。患者合并有肢体震颤时,可在均匀阻力中出现断续停顿,如转动齿轮,故称"齿轮样强直"。

(三)运动迟缓

表现为动作变慢,始动困难,主动运动丧失。患者的运动幅度会减少,尤其是重复运动时二根据受累部位的不同,运动迟缓可表现在多个方面:面部表情动作减少,瞬目减少称为面具脸。说话声音单调低沉、吐字欠清。写字可变慢变小,称为"小写征"。洗漱、穿衣和其他精细动作可变得笨拙、不灵活。行走的速度变慢,步距变小,常曳行,手臂摆动幅度会逐渐减少甚至消失。

（四）姿势步态障碍

姿势反射消失往往在疾病的中晚期出现，患者不易维持身体的平衡，稍不平整的路面即有可能跌倒。姿势反射可通过后拉试验来检测。PD 患者行走时常会越走越快，不易止步，称为慌张步态；晚期帕金森病患者可出现步态冻结，表现为行走时突然出现短暂的不能迈步，双足似乎粘在地上，须停顿数秒钟后才能再继续前行或无法再次启动。

（五）非运动症状

越来越多的学者在临床工作中发现，PD 患者同时还受许多非运动症状困扰。这些症状是疾病累及非多巴胺能神经元（胆碱能、肾上腺素能、五羟色胺能、谷氨酸能）所致，包括：①精神：抑郁、焦虑、认知障碍、幻觉、淡漠、睡眠紊乱；②自主神经：便秘、血压偏低、多汗、性功能障碍、排尿障碍、流涎；③感觉障碍：麻木、疼痛、痉挛、不宁腿综合征、嗅觉障碍。

四、辅助检查

帕金森病的诊断主要依靠病史、临床症状及体征，一般的辅助检查多无异常改变。头颅 CT、MRI 也无特征性改变，但一般需要行该项检查排除其他疾病。嗅觉检查多可发现 PD 患者存在嗅觉减退。以 ^{18}F-多巴作为示踪剂行多巴摄取功能 PET 显像，可显示多巴胺递质合成减少。以 ^{125}I-β-CIT、^{99m}Tc-TRODAT-1 作为示踪剂行多巴胺转运体（DAT）功能显像可显示 DAT 数量减少，在疾病早期甚至亚临床期即可显著降低。但此项检查费用较贵，尚未常规开展。

五、诊断与鉴别诊断

（一）诊断

目前帕金森病的诊断仍主要依赖于临床表现，尚缺乏特异性的实验室检查或影像学检查指标，据英国一项统计，只有 76% 的帕金森病诊断与病理相符,即使是最有经验的医生也不能在患者生前做出百分之百准确的诊断。英国 PD 协会脑库临床诊断标准是国际常用的帕金森病诊断标准,简述如下:

1.第一步　诊断帕金森综合征。运动迟缓且有下列症状之一:①肌强直;②静止性震颤(4~6Hz);③姿势平衡障碍(并非由于原发的视觉、前庭、小脑或本体感觉造成)。

2.第二步　诊断帕金森病需排除的情况。反复脑卒中发作史,伴随阶梯形进展的帕金森病症状;反复脑损伤病史;明确的脑炎病史;服用抗精神病药物过程中出现症状;1 个以上的亲属患病;病情持续缓解;发病 3 年后仍仅表现为单侧受累;核上性凝视麻痹;小脑病变体征;早期即有严重的自主神经受累;早期即有严重痴呆,伴有记忆力、言语和执行功能障碍;巴宾斯基征阳性;影像学检查见颅内肿瘤或交通性脑积水;大剂量左旋多巴治疗无效(除外吸收障碍);MPTP 接触史。

3.第三步　支持帕金森病诊断的情况(确诊 PD 需 3 项或 3 项以上)。①单侧起病;②静止性震颤;③疾病逐渐进展;症状不对称,起病侧受累更重;④左旋多巴治疗有明显疗效(70%~100%);⑤左旋多巴导致严重异动症;⑥左旋多巴疗效持续 5 年或 5 年以上;⑦临床病程 10年或 10 年以上。

对于确诊的帕金森病患者,需评价病情严重程度以选择适宜的治疗方案,一般用修订后的 Hoehn-Yahr 分级进行评估。

(二)鉴别诊断

帕金森病主要需与其他原因所致的帕金森综合征相鉴别。帕金森综合征是一个大的范畴,包括原发性帕金森病、帕金森叠加综合征、继发性帕金森综合征和遗传变性性帕金森综合征。症状体征不对称、静止性震颤、对左旋多巴制剂治疗敏感多提示原发性帕金森病。

1.帕金森叠加综合征　帕金森叠加综合征包括多系统萎缩、进行性核上性麻痹和皮质基底节变性等。在疾病早期即出现突出的语言和步态障碍,姿势不稳,中轴肌张力明显高于四肢,无静止性震颤,突出的自主神经功能障碍,对左旋多巴无反应或疗效不持续均提示帕金森叠加综合征的可能。尽管上述线索有助于判定帕金森叠加综合征的诊断,但要明确具体的亚型则较困难。一般来说,存在突出的体位性低血压或伴随有小脑体征者多提示多系统萎缩。垂直注视麻痹,尤其是下视困难,颈部过伸,早期跌倒多提示进行性核上性麻痹。不对称性的局限性肌张力增高,肌阵挛,失用,肢体异己征多提示皮质基底节变性。

2.继发性帕金森综合征　此综合征是由药物、感染、中毒、脑卒中、外伤等明确的病因所致。通过仔细询问病史及相应的实验室检查,此类疾病一般较易与原发性帕金森病鉴别。药物是最常见的导致继发性帕金森综合征的原因。用于治疗精神疾病的神经地西泮剂(吩噻嗪类和丁酰苯类)是最常见的致病药物。

3.特发性震颤　此病隐袭起病,进展很缓慢或长期缓解。约1/3患者有家族史。震颤是唯一的临床症状,主要表现为姿势性震颤和动作性震颤,即身体保持某一姿势或做动作时易于出现震颤。震颤常累及双侧肢体,头部也较常受累。频率为 6～12Hz。情绪激动或紧张时可加重,静止时减轻或消失。此病与帕金森病突出的不同在于特发性震颤起病时多为双侧症状,不伴有运动迟缓,无静止性震颤,疾病进展很慢,多有家族史,有相当一部分患者生活质量几乎不受影响。

4.其他　遗传变性性帕金森综合征往往伴随有其他的症状和体征,因此一般不难鉴别。如肝豆状核变性可伴有角膜色素环和肝功能损害。抑郁症患者可出现表情缺乏、思维迟滞、运动减少,有时易误诊为帕金森病,但抑郁症一般不伴有静止性震颤和肌强直,对称起病,有明显的情绪低落和快感缺乏可资鉴别。

六、治疗

目前帕金森病尚缺乏根治性的治疗措施,应当根据患者病情严重程度及症状进行治疗。药物治疗是帕金森病重要的治疗手段,在疾病早期即应该给予。当出现药物疗效已明显下降或出现严重的运动波动或异动症,应该考虑手术治疗。由于帕金森病是一种进行性的疾病,而手术治疗也仅是对症的手段,因此过早进行手术并不可取,但盲目延迟手术同样是不明智的。另外,康复治疗、心理治疗及良好的护理也能在一定程度上改善症状,提高患者生活质量。

(一)药物治疗

用药宜从小剂量开始逐渐加量,以较小剂量达到较满意疗效。用药在遵循一般原则的同时也应强调个体化。根据患者的病情、年龄、职业及经济条件等因素采用最佳的治疗方案。药物治疗时不仅要控制症状,也应尽量避免药物副作用的发生,并从长远的角度出发尽量使患者的临床症状能得到较长期的控制。目前常用的治疗药物包括:复方左旋多巴(包括左旋多巴/苄丝肼和左旋多巴/卡比多巴)、非麦角类多巴胺受体激动剂、儿茶酚-氧位-甲基转移酶抑制剂、单胺氧化酶 B 抑制剂、抗胆碱能药物、金刚烷胺等。

(二)手术治疗

目前手术治疗帕金森病的方法有神经核团毁损术和脑深部电刺激术(DBS),两者均是通过立体定向手术对大脑基底节区相关神经核团进行干预,其目标是改善帕金森病运动症状。无论是毁损术还是电刺激,靶点的准确选择和定位是手术治疗成功的关键。目前常用的靶点是丘脑腹中间核(Vim)、苍白球腹内侧核(GPi)和丘脑底核(STN)。STN 和 GPi 可以全面改善帕金森病三主症(即静止性震颤、强直、运动减少),而 Vim 对震颤的治疗效果最为明显,靶点与症状改善的关系。

神经核团毁损术的优点是治疗费用低,疗效确切,无需术后反复进行刺激参数的调整,因此仍在应用。但毁损术是一种破坏性的手术,副作用和并发症更为严重。STN 毁损后可见对侧肢体偏身投掷症,双侧 Vim 或者 GPi 毁损后可出现构音障碍、吞咽困难、平衡障碍及认知障碍等。因此神经核团毁损术一般根据患者症状选择 Vim 或者 GPi,并且不建议行双侧毁损术以避免严重并发症。另外,帕金森病是一种进展性的神经退行性疾病,部分患者行毁损术后也会出现症状的继续加重或累及对侧,因此毁损术的疗效存在较大的局限性。

脑深部电刺激(DBS)是通过向脑内植入微细的电极并连接神经刺激器,从而电刺激脑内特定核团治疗功能性脑疾病的新治疗手段。从理论上来讲,DBS不会对脑组织造成永久性的损害,而且可调节刺激参数来应对患者症状的进展。目前DBS治疗帕金森病的常用靶点包括丘脑底核、内侧苍白球和丘脑腹中间核。类似于毁损术,Vim电刺激对震颤的治疗效果最为明显,而STN和GPi电刺激可全面改善帕金森病三主症,还可以减轻运动波动和左旋多巴诱导的运动障碍(LID),但两者的作用机制并不相同。STN-DBS术后患者能够减少抗帕金森病药物的用量,从而减轻LID;而GPi-DBS术后并未见到药量减少,其作用是直接的。姿势异常步态障碍(PIGD)在帕金森病晚期出现,也称为中线症状,可在STN-DBS术后短期内缓解,但长期效果不理想。另外与毁损术不同,双侧Vim、GPi或者STN的脑深部电刺激术均是安全有效的手术方法。相对于以往的立体定向脑核团毁损手术,DBS具有可逆、可调节、非破坏、不良反应小和并发症少等优点,因此成为PD外科治疗的首选方法,并逐步替代毁损手术。

1.手术适应证及患者选择　与药物治疗相同,帕金森病手术同样是对症治疗,并不能根治疾病,从此需要重视手术时机的选择。由于帕金森病早期患者对于药物治疗反应良好,且部分帕金森叠加综合征如多系统萎缩、进行性核上性麻痹等疾病早期症状与帕金森病相似,容易误诊,因此不建议患者早期接受手术治疗。但盲目延迟手术同样是不明智的,PD终末期患者往往合并有认知障碍和精神障碍,此时接受手术治疗已不能全面提高其生活质量。年龄和疾病病程也是选择手术患者的重要因素,具体如下:

(1)诊断:①符合英国PD协会脑库原发性PD或中国原发性PD诊断标准;②遗传性PD或各种基因型PD,只要对复方左旋多巴反应良好,也可手术。

(2)病程:①五年以上;②确诊的原发性PD患者,以震颤为主,经规范药物治疗震颤改善不理想,且震颤严重影响患者的生活质量,如患者强烈要求尽早手术以改善症状,经评估后可放宽至病程已满3年以上。

(3)年龄:①患者年龄应不超过75岁;②老年患者进行受益和风险的个体化评估后可放宽至80岁左右;③以严重震颤为主的老年患者,可适当放宽年龄限制。

(4)药物使用情况:①对复方左旋多巴曾经有良好疗效;②已经进行了最佳药物治疗(足剂量,至少使用了复方左旋多巴和多巴胺受体激动剂);③目前不能满意控制症状,疗效明显下降或出现了棘手的运动波动或异动症,影响生活质量或为药物难治性震颤,或对药物不能耐受。

(5)病情严重程度:分期Hoehn-Yahr 2.5~4期。

(6)共存疾病:存在以下情况者不适宜手术:①有明显的认知功能障碍,且此认知障碍足以影响患者的日常生活能力(如社交、工作和药物服用等);②明显严重抑郁、焦虑、精神分裂症等精神类疾病;③明显医学共存疾病影响手术或生存期。

2.术前评估检查

(1)MRI检查:排除其他帕金森综合征,了解是否存在可能构成手术禁忌或增加手术难度的其他异常(如脑萎缩),评估选择手术靶点。如MRI不适用,也可行CT检查替代。

(2)左旋多巴冲击试验:对复方左旋多巴的反应性良好预示着良好的手术效果。通常采用左旋多巴冲击试验判断运动症状改善程度。具体方法:被试者试验前72小时停服多巴胺受体激动剂,试验前12h停服复方左旋多巴制剂及其他抗PD药物。本试验由2位未参加病例筛选的神经科医师进行评测。试验药物应采用复方左旋多巴标准片,服用剂量以之前每天早上第1次服用的抗PD药物换算为左旋多巴等效剂量(LED)的1.5倍。空腹状态下,先进行UPDRS-Ⅲ评分作为基线,随后口服多潘立酮10mg,30分钟后服用复方左旋多巴标准片,随后每30分钟进行1次UPDRS-Ⅲ评分,至服药后4小时计算UPDRS-Ⅲ的最大改善率,最大改善率=(服药前基线评分-服药后最低评分)/服药前基线评分×100%。以2位评分者的平均数作为受试者服用复方左旋多巴的最大改善率。改善大于等于30%提示手术可能有良好疗效。如除震颤外的症状持续存在,提示手术疗效较差。需要指出的是,该试验对难治性震颤疗效的预测价值不大。

(3)认知精神测试:严重认知障碍(痴呆)是手术的禁忌证,约40%的晚期PD患者会伴发痴呆症状,由于手术对于PD患者非运动症状的影响尚不肯定,且治疗目的在于改善患者生活质量,因此术前已诊断痴呆的患者暂不建议手术治疗。可采用简易智能量表(MMSE)进行检查,严重认知障碍(MMSE评分:文盲<17,小学<20,初中以上<24)为手术禁忌。严重及难治性精神障碍者同样是手术治疗的禁忌证,可使用汉密尔顿抑郁量表、汉密尔顿焦虑量表进行评估。

3.手术方法　如果患者可以耐受的话,帕金森病的毁损术或脑深部电刺激术最好在局麻下进行,这样可以进行术中的刺激测试,保证靶点的准确性。手术入路为额部,骨孔一般在眉间上10~11cm,中线旁开3~4cm处,避开大脑重要功能结构。

(1)术前用药指导:由于术中要进行刺激测试观察即刻疗效,术前停药或减量服用抗帕金森病药物是必要的。通常术前3天停用多巴胺受体激动剂,术前12小时停用左旋多巴类药物,以使患者术中处于相对"关"期状态(但要保证患者术中能配合)。

(2)靶点选择和影像学定位:如前所述,对于震颤为主要症状的患者,可选择Vim核团,而全面控制症状可选择GPi。对于接受DBS的患者,也可以选择STN。CPi或STN电刺激孰优孰劣尚无定论,需要根据患者具体情况以及手术中心的偏好进行选择。根据以往的经验,如果以减药为目的可选择STN;而以避免精神症状副作用为目的可选择GPi。

靶点的定位需要术前安装立体定向头架,并进行MRI和(或)CT薄层扫描(层厚2~3mm,层间距0mm),在得到的MRI影像上通过头架的参考点可以算出靶点的坐标值。不同的定向仪有不同的计算方法,更可以通过配套的手术计划系统软件得到。对于 Vim 和 GPi,无论是 T_1 还是 T_2 相的 MRI 影像均不能显示其轮廓,但可以通过周围结构协助识别;另外可参考立体定向脑图谱,通过前联合(AC)和后联合(PC)这两个颅内参考点确定靶点坐标。Vim 靶点在 AC-PC 平面,后联合前 5～7mm,正中矢状线旁开 13～15mm;GPi 靶点在 AC-PC 平面下 4～6mm,AC-PC 中点前 2～3mm,正中矢状线旁开 18～22mm。对于 STN 核团,T_2 相可以显示其轮廓,因此通过影像学定位更为直接,其参考坐标为 AC-PC 平面下 2～4mm,AC-PC 中点后 2.5～4mm,正中矢状线旁开 12～14mm。

(3)术中微电极记录:靶点定位完成后,患者推入手术室进行手术,由于影像学或定位框架存在误差,且术中会出现脑脊液丢失较多、脑组织移位的情况等,因此术中大脑靶点位置可能并不与影像学相一致,因此可以利用电生理记录来进行调整和校正。术中微电极记录所使用的电极尖端的尺寸为微米级,阻值较大,可以记录到细胞外放电信号,表现为典型的峰电位发放,其空间分辨率更高,甚至可以描绘出神经核团的边界,从而实现术中实时准确定位。另外,植入毁损电极或者 DBS 刺激电极后,可给予一定的电刺激,观察患者症状的改善以及副作用,再次确认靶点位置。

(4)手术干预:对于毁损术,确认靶点后将电极送至靶点行射频热凝毁损,温度 65～80℃,持续 60～80 秒;对于电刺激术,将电极植入靶点并固定后,可在患者胸部皮下植入脉冲发生器,并在皮下通过延伸导线连接,一般在术后 2～4 周打开脉冲发生器进行参数调整,找到最佳的刺激参数,即以最小刺激强度获得尽可能大的收益,此过程称为程控。

(5)手术并发症

1)颅内出血,在术中或术后有可能出现沿植入路径的出血,选择穿刺点要尽量在脑回,避免在脑沟,可通过手术计划系统选择颅骨穿刺点的位置,在影像学上避开脑沟,术中控制平均动脉压在 100mmHg 左右。

2)颅内积气及低颅压:术后可出现颅内积气及低颅压导致头痛恶心等副作用,为避免该并发症,术中用棉片填塞骨孔,尽量避免脑脊液流失,如果流失较多,在关颅时要向颅内注入生理盐水,术后要补液。

3)颅内感染:术后常规应用抗生素预防感染。对于脑深部电刺激手术,还可能出现设备引起的并发症,包括电极折断移位、脉冲发生器故障及异物排斥等。

(6)术后用药:患者术后清醒并可以自己摄食时即可开始服用抗帕金森病药物,根据患者的反应调整用药,以最小有效剂量控制患者的运动症状。患者术后左旋多巴等效剂量可减少 30% 到 70%,多巴胺受体激动剂及复方多巴制剂是最常使用的抗 PD 药。

(三)新型治疗手段

帕金森病的临床症状主要源于黑质 DA 能神经元的丢失,因此,外源性地引入 DA 能神经元就有希望改善 PD 症状,为此不少学者开展了胚胎黑质细胞移植、干细胞移植、营养因子移植等移植治疗的研究。但这些研究尚停留在动物水平,存在许多有待解决的问题。另外,呈递营养因子或其他可能的治疗蛋白到 PD 患者脑中进行基因治疗也是一个富有吸引力的设想,但临床应用还是为时尚早的话题。

(四)辅助治疗

帕金森病是一种缓慢进展的神经系统变形疾病,随着药物及手术治疗的发展,PD 患者的残疾延缓发生,生活质量改善,预期寿命并不会缩短;虽然 PD 患者运动迟缓,但在遇到紧急情况时,患者仍可以很迅速地避开障碍物。因此可以说 PD 患者的运动激发存在问题,而运动的基本神经环路还是较完好的。所以,对于 PD 患者,要利用患者内在运动环路,加强康复锻炼,延缓各种残疾的发生。适当的运动对于患者的功能恢复有一定的帮助。早期患者日常生活可自理,至疾病中期多数患者需要一定程度的帮助。晚期患者日常生活需要照料。吞咽困难、饮水呛咳的患者可给予鼻饲饮食。长期卧床者应定期翻身拍背,以避免褥疮和坠积性肺炎的发生。

第三节　面肌痉挛

面肌痉挛为第Ⅶ对脑神经支配的一侧面部肌肉不随意的阵发性抽搐。从眼轮匝肌开始,逐渐向下扩散波及口轮匝肌和面部表情肌,因此又称面肌抽搐或半侧颜面痉挛。传统观点认为多数病人为原发性,少数继发于脑桥小脑角肿瘤及锥体束损害等。

一、病因及病理

关于原发性面肌痉挛的病因及

病理目前尚不十分清楚,可能是面神经通路上某些部位受到病理性刺激产生异常冲动的结果。微血管压迫与面肌痉挛发病密切相关,国内外许多学者相继开展微血管减压术治疗面肌痉挛,取得了很好的疗效。多数面肌痉挛病人为脑桥小脑角部血管压迫所致的观点,逐渐被人们所接受。异常动脉血管压迫都在面神经根部 5mm 以内,面神经因反复受动脉搏动刺激,导致神经纤维受压,受压部位的髓鞘发生萎缩、变性,传出、传入神经纤维的动作电流发生短路现象,中枢失去对兴奋的整合功能,当电兴奋叠加到一定程度便形成一种暴发式下传,引起面肌痉挛。压迫血管常见小脑前下动脉、小脑后下动脉、多根襻状血管(复合性)、椎动脉、无名动脉及静脉。

二、临床表现

原发性面肌痉挛的病人多数在中年以后发病,女性较多。病程初期多为一侧眼轮匝肌阵发性不自主的抽搐,逐渐缓慢地扩展至一侧面部的其他面肌,口角肌肉的抽搐最易为人注意,严重者甚至可累及同侧的颈阔肌,但额肌较少累及。抽搐的程度轻重不等,为阵发性、快速、不规律的抽搐。初起抽搐较轻,持续仅几秒,以后逐渐延长可达数分钟或更长,而间歇时间逐渐缩短,抽搐逐渐频繁加重。严重者呈强直性,致同侧眼不能睁开,口角向同侧歪斜,无法说话。常因疲倦、精神紧张、自主运动而加剧,但不能自行模仿或控制其发作。一次抽搐短则数秒,长至十余分钟,间歇期长短不定,病人感到心烦意乱,无法工作或学习,严重影响病人的身心健康。入眠后多数抽搐停止。双侧面肌痉挛者甚少见,若有,往往是两侧先后起病,多一侧抽搐停止后,另一侧再发作,而且抽搐一侧轻而另一侧较重,双侧同时发病、同时抽搐者未见报道。少数病人于抽搐时伴有面部轻度疼痛,个别病例可伴有同侧头痛、耳鸣。

按 Cohen 等制定的痉挛强度分级。0 级:无痉挛;1 级:外部刺激引起瞬目增多或面肌轻度颤动;2 级:眼睑、面肌自发轻微颤动,无功能障碍;3 级:痉挛明显,有轻微功能障碍;4 级:严重痉挛和功能障碍,如病人因不能持续睁眼而无法看书,独自行走困难。神经系统检查除面部肌肉阵发性的抽搐外,无其他阳性体征。少数病人于病程晚期可伴有患侧面肌轻度瘫痪。

三、诊断

根据病史及临床特点为阵发性不自主的一侧性面肌抽搐,而无其他神经系统阳性体征,诊断并无困难。

(一)辅助检查

肌电图检查显示肌纤维震颤和肌束震颤波。特征是:①阵发高频率脉冲(每秒 150～400 个);②每秒 5～20 次的节律性或不规则的重复发放,每次发放包括 2～12 个脉冲;③在所有的面肌中脉冲是同步的;④逆向性刺激面神经则引起典型发放。

(二)鉴别诊断

面肌痉挛应注意与下列疾病鉴别:

1.继发性面肌痉挛　脑桥小脑角肿瘤或炎症、脑桥肿瘤、脑干脑炎、延髓空洞症、运动神经元性疾病、颅脑损伤以及面神经瘫痪等疾病均可引起面肌痉挛,但多伴有其他脑神经长束损害的表现。继发性面肌痉挛可能是部分性运动性癫痫,但其抽搐幅度较大,并往往累及颈、上肢甚或偏侧肢体,或出现典型的按大脑皮质运动区顺序扩散的Jackson 癫痫发作。脑电图上可见癫痫波发散。必要时进行脑脊液、X 线、头颅 CT 扫描或 MRI 检查可协助诊断。

2.癔症性眼睑痉挛　　常见于中年以上女性,常为双侧短暂的强迫性面肌运动,眼睑以下面肌并不累及,伴有癔症其他特点。脑电图坂肌电图检查均属正常。

3.习惯性面肌抽搐　　常见于儿童及青壮年,常为双侧短暂的强迫性面肌运动,可为意志暂时控制。肌电图及脑电图均属正常,在抽搐时肌电图上出现的肌收缩波与运动时所产生的一样。

4.痛性抽搐　　部分三叉神经痛病人发作时可伴有同侧面部肌肉抽搐。原发性面肌痉挛发展严重,抽搐时间较久,可感面部不适,亦可引起面部疼痛,但其疼痛程度远不及三叉神经痛那样剧烈,也无三叉神经痛的其他表现如扳机点等,因此易于鉴别。

5.舞蹈病及手足徐动症　　可有面肌的不自主抽动,但均为双侧,且伴有四肢、躯干类似的不自主运动,易于鉴别。

四、治疗

对病因明确者应治疗其原发疾病,例如肿瘤引起者应手术切除肿瘤等。对原发性面肌痉挛首先可采用药物治疗,如效果不满意或无效时再采用神经注射、射频、A 型肉毒毒素局部注射或手术疗法。分别介绍如下。

1.药物治疗　　各种抗癫痫、镇静、安定剂等药物。如苯妥英钠、卡马西平、苯巴比妥、苯海索、地西泮等,对少数病人可减轻症状。口服上述药物配合维生素 B_1、B_{12} 肌内注射,有的效果更好些。

2.药物神经注射疗法　　经以上药物治疗无效或症状严重者可进行药物神经注射治疗。注射的具体方法有两种,分述如下。

(1)茎乳孔穿刺面神经干注射法:分乳突前缘和乳突后缘入路。

1)乳突前缘入路:患者常用侧卧位,取 2ml 空针连接皮下注射针头,吸取 2%普鲁卡因 1ml。针白耳垂下方乳突前方向上后刺入,进入茎乳突沟,当针尖刺中面神经后,即引起同侧耳部疼痛,有时发生面肌痉挛。注入 0.3～0.5mg 普鲁卡因,如出现面肌瘫痪,则证实刺中面经,即可注入药物。穿刺时注意勿过于斜向前方,否则可穿入外耳道,过深可刺达颈动脉、颈静脉、舌咽神经、迷走神经及交感神经等。刺入深度一般为 2.5～3cm。

2)乳突后缘入路:于乳突后缘根部,乳突尖上方 1cm 处进针,针尖向前水平方向,略向内,自乳突沟达茎乳孔后缘,刺入深度约 3～3.5cm。

(2)面神经分支注射法:面神经经过腮腺时或经过腮腺后分成末梢支,呈扇形分布于面部表情肌,注射前可用电刺激仪确定面神经分支位置,用皮下注射针头在定位处刺入皮下组织,注入少量普鲁卡因后再注入药物。注射的范围可根据面肌痉挛的部位选择。如眼轮匝肌痉挛,可于外眦外侧 2cm 处注射 1～2 个分支。由于面瘫不全,多在 2～4 个月后复发,疗效一般欠佳。

面神经注射药物可用无水乙醇,当刺中面神经注入普鲁卡因出现面肌瘫痪时即可注入,注药量可按出现瘫痪的程度掌握,如注入普鲁卡因后立即产生完全性面瘫,第一次可注入乙醇 0.2ml,如疗效不满意,再次注射时可增加至 0.3～0.5ml。理想疗效为产生不全面肌瘫痪而面肌痉挛消失。乙醇注射于面神经干可暂时中断面神经的传导功能,使面肌抽搐解除。由于注射后面神经传导功能障碍,所以它所支配的面肌立即出现瘫痪或不全瘫痪,此种面肌麻痹在数月内可恢复。解除面肌抽搐的疗效通常可维持 6 个月至 1 年,复发后可再次注射。但第三次复发后注射乙醇量不宜超过第二次所用量,以免面肌瘫痪长期不恢复。

3.射频治疗　患者仰卧,头稍后仰,穿刺点在乳突尖后下 2cm 处,将 7cm 长的穿刺针刺入邻近的额部皮下作为中性电极接头。局麻后将带针芯的绝缘穿刺针经皮肤的穿刺点刺向茎乳孔,当刺进茎乳孔时常

出现抽搐停止和轻微的面肌无力,拔出针芯换上控温电极,先给予
0.1～0.3V 的电流,此时可出现同侧面部肌力明显减弱,这说明电极已
与面神经接触,则可用 55℃,持续 10 秒钟进行神经凝固,若未出现面肌
无力,可将温度提高到 60℃～65℃,至出现轻度面瘫,以加强凝固效果。
一般病人电凝后产生 1～4 个月的面瘫。此法近期效果良好,简单、安
全、无痛苦,对不愿接受开颅手术或不宜行开颅手术者尤为适宜,复发
后可重复应用。

4.A 型肉毒毒素注射　近年来国内、外报道应用 A 型肉毒毒素多
点注射法治疗面肌痉挛,90％以上患者有效。我国兰州生物制品研究
所生产的注射用 A 型肉毒毒素为冻干水溶性结晶。每支 50～100U,
1U 相当于大鼠腹腔内注射致急性中毒的 LD_{50}。保存于 -5～-20℃低
温冰箱。使用时用生理盐水稀释至 25U/ml 的浓度。用 1ml 皮试,4、5
号针头注射。根据病情选择注射部位与药物剂量。对初发病仅眼轮匝
肌抽搐者,可采用上、下睑的内外侧或外眦部颞侧皮下眼轮匝肌共 4 或
5 点,对一侧面部肌肉抽搐较广泛者还需注射于颧弓处的颧大肌及颧小
肌、面中的颊肌、面下部的口角或上唇的口轮匝肌等点,每点注射 0.2ml
(5U)。重复注射后仍有良好疗效。一次注射总剂量不应超过 55U,一
月内使用总剂量不应超过 200U。病人多在注射后 2～7 天见效,症状
逐步改善,约 2 月左右达疗效平台期,持续 6～266 周。痉挛复发多为
部分肌肉复发,仍较注射前轻。间隔 3～6 个月需重复注射。如原先有
某种程度的面肌无力,则更易发生面瘫、暴露性角膜炎等并发症。影响
疗效的最重要因素是正确选择注射肌肉及注射位点。肉毒毒素是目前
已知毒性最大的生物毒物之一,但临床小剂量局部注射后,即与肌肉结
合,剩余极少量通过血液循环清除,不会导致血中高浓度,因而无中枢
神经系统及全身副作用。因本品有剧毒,应由专人保管,使用本品者应
为受过专门训练人员,应熟悉面部肌肉的解剖位置,熟练掌握操作
技术。

5.手术疗法　微血管减压术(MVD)是目前治疗面肌痉挛最常用的

手术,1962年,Gardne等于手术中发现微血管压迫与面肌痉挛发病密切相关。据此认为面肌痉挛是面神经在脑桥小脑角部被血管结构轻度持续压迫所致的一种常见可逆性病理生理状态,为以后微血管减压术的发展提供了理论基础。磁共振血管造影(MRA)及磁共振血管断层造影(MR-TA)除提供清晰的神经血管图像外,还可分辨责任血管的形态来源及与面神经压迫的关系,显示了术前诊断微血管压迫的优越性。面肌痉挛病人可做MRA检查,判断是否有动脉血管压迫,为微血管减压手术治疗和估计预后提供依据。总之,目前认为采用微血管减压术是针对病因的一种治疗方法,能保留或改善面神经功能,治愈率高,复发率甚低,是一种安全有效的根治性手术。有人采用微血管减压术治疗368例面肌痉挛病人,术后2月内93.7%痉挛消失,4%部分缓解,2.3%无改变。

对面肌痉挛病人施行微血管减压术可有部分出现听力下降、面瘫及脑脊液漏等并发症。据报告此手术并发症中,同侧听力减退和耳聋出现率为3.2%,面肌无力出现率为7.4%。术中进行脑干听觉诱发电位(BAPs)监测,术中并发症(听觉减退)的发生率明显减低。为了预防微血管减压手术的并发症,首先在手术体位上注意,避免采用坐位或半坐位,以防大量空气进入静脉,造成多脏器空气栓塞。手术医生要加强基础手术技巧训练,打开乳突气房要及时封闭,熟练使用吸引器和它的压力调整,仔细辨认面神经出脑干区的血管压迫形式,避免盲目地电凝、分离或切断血管。如能注意以上几点将会明显减少并发症的发生。

第四节　三叉神经痛

一、三叉神经痛

三叉神经痛又称为Fotrergin病,表现为颜面部三叉神经分布区内反复发作的、短暂的、闪电样、剧烈性疼痛,疼痛历时数秒或数分钟,疼痛呈周期性发作,发作间歇期同正常人一样,是神经系统最常见的疾病之一。本病多发生于 40 岁以上人群,占患者的 70%～80%,随年龄增长发病率增加。女性多于男性。大多为单侧性,以右侧发病较多,且多见于三叉神经第三支和(或)第二支分布区域,少数为双侧发病,可以先后或同时两侧发病,双侧发病的约占 5%。

【病因】

根据神经放射学检查结果,也便于临床的诊断与治疗,可将三叉神经痛分为原发性和继发性两大类。根据 Jannetta 理论认为病因在外周,是指在三叉神经出桥脑处局部受到血管的压迫后而发病。85%以上是动脉性压迫,责任动脉主要有小脑上动脉,小脑前下动脉等;少数认为与静脉粘连有关,如岩静脉及分支;少数为动-静脉同时压迫,这也是三叉神经微血管减压术的理论基础之一。

继发性三叉神经痛的原因为颅内某些器质性疾病,包括桥脑小脑角区肿瘤、三叉神经根或三叉神经节部位肿瘤、血管畸形、动脉瘤、蛛网膜炎、多发性硬化等。

【临床表现】

继发性三叉神经痛一般依据病因的不同有不同的临床表现。原发性三叉神经痛一般无明显体征,疼痛是原发三叉神经痛最突出的临床表现,典型的三叉神经痛疼痛可表现如下:

1.疼痛的部位　疼痛发作仅限于三叉神经分布区,多为单侧,右侧较多,也常由一侧开始,而后累及对侧,且两侧疼痛发作区不一定对称。以一侧为主,发病初期,可先集中某一支分布区,长时间不变,多在一侧的三叉神经第 2 支或第 3 支或第 2、3 支两支内的区域。而后可逐渐扩散到其他支。但不扩散越过中线而至对侧。如第 1 支的疼痛主要分布在上睑和前额;第 2 支的疼痛区域在上唇、齿龈及颊部,也可有硬腭疼痛;第 3 支的疼痛部位在下唇、齿龈及下颌部。

2.疼痛的性质　表现为面部、口腔及下颌部位的某一点,突然发生剧烈性、闪电式、短暂的疼痛,犹如刀割样、火烧样、针刺样或电击撕裂样痛,多在谈话、进餐或洗脸时发生,每次历经数秒或数十秒至1~2分钟不等,疼痛立即向三叉神经的一支或几支区域的范围扩散。疼痛非常剧烈,以至于患者要停止谈话、停止饮食、停止行走,以双手掩住面部、严重者咬牙,用力揉搓面部,并且躲避开谈话的人。

3.疼痛的时间规律　在患者发病初期,疼痛发作次数较少,常在受凉感冒后出现,每次发作持续数秒或1、2分钟,骤然停止。发作间歇期一如常人,间歇期长达数月或几年,但随着疾病的持续,发作间歇期会逐渐缩短,发作日益频繁。自行停止自愈的病例很少。以后发作逐渐频繁,疼痛加重。病程可达到几年或数十年不一。严重发作时日夜不分,每日可达数十次,甚至上百次,不能进食喝水,体质消瘦,患者终日处于疼痛难耐状态,表情沮丧痛苦,乃至失去生活信心而轻生。有些患者早期呈季节性发作,疼痛在每年的春天或秋天的一定时间,呈周期性发作,而且每次发作持续时间1~3个月不等,然后无任何原因的自然消失。直到下一年的同一季节开始发作。一般很少见夜间发作。

4.疼痛发作的扳机点　即在痛侧三叉神经分布区内某一处,如嘴唇、口角、鼻翼、颊部、牙齿、牙龈、舌前等部位特别敏感,稍加触动就会引发疼痛,这些敏感区称为"扳机点"。一个患者可有数个触发点,凡是刺激和牵动此点便引起发作。从此点开始,立即放射到其他部位。面部刺激如谈话、唱歌、进食、洗脸、剃须、刷牙及风吹均可引发疼痛发作。很多患者因此而不敢洗脸、刷牙、吃东西,导致口腔、面部卫生状态极差,全身营养不良,局部皮肤粗糙,甚至局部肌肉萎缩。有的患者因怕触发疼痛而保持某一个姿势不动。

5.其他症状及神经系统体征　由于疼痛和面部肌肉痉挛性抽搐,口角可向患侧歪则。发病初期,面部、眼结膜充血发红、流泪、流涕等。发病后期,结膜发炎、口腔炎等。有的患者在疼痛发作时,用手掌握住面颊并用力地搓揉,以期缓解疼痛。久而久之使患侧面部皮肤变粗糙、增厚、眉毛稀少甚至脱落。神经系统体检,原发性三叉神经痛患者除有部分患者角膜反射减弱或消失之外,均无阳性体征发现。少数患者,发病后期,多因采用过酒精封闭及射频治疗,患侧疼痛区域内感觉减退,甚至部分麻木。

【影像学评价】

因原发性三叉神经痛的患者体格检查极少有阳性体征,其诊断主要依赖病史的采集。在检查患者面部感觉时,常在病侧某个部位,如上下唇、鼻翼、口角、牙齿、颊部、舌、额部等处发现"扳机点"。典型的原发性三叉神经痛,可根据疼痛发作部位、性质、触发点以及检查无神经系统阳性体征等予以确诊。对于诊断不明确者,头部 CT、MRI 平扫及增强扫描,可帮助排除后颅窝、桥脑小脑角、海绵窦、Meckel 腔等部位肿瘤性或血管性病变所致继发性三叉神经痛。但对于三叉神经痛主要是进行磁共振检查,其他的检查均不能满足临床需求。三叉神经痛的成像序列选择非常重要,因为其在颅内的行程极为复杂,桥小脑区结构有神经、血管、脑脊液,普通成像不能显示三叉神经,只能显示局部的肿瘤、囊肿、多发性硬化等病变,要显示三叉神经痛的神经血管情况,必须选择对神经血管均敏感的序列。磁共振检查三叉神经的方法很多,如三维稳态构成干扰序列(3D-CISS),三维稳态旋进快速成像序列(3D-FISP),结合三维预磁化梯度回波序列(3D-MPR),三维稳态快速扰相梯度回波序列(3D-FSPCR),三维增强薄层体积时间飞跃法(3D-TOF)等,但这些方法均不能直接显示三叉神经,都是通过间接对比获得诊断,误诊率较高,目前推荐可采用 3D-Vibe 检查技术,这种技术是通过检查眶周小血管的序列并对其参数进行修改而使用的技术,最大的优点是精细扫描,分辨率高,可以区分血管和神经的特有序列,在 3D-Vibe 图像上,对脑池段三叉神经和周围血管的关系进行分析,三叉神经呈等信号,邻近动脉为高信号,二者之间的关系可以直接显示,这对于手术方案的选择还是对术后的判断都有重要性。

【治疗】

1.药物治疗

(1)卡马西平:早期可使 70％以上的患者完全止痛,20％患者疼痛缓解。可长期使用此药止痛,为对症治疗药物。不能根治三叉神经痛者,复发者再服仍有效。约 1/3 患者可因出现恶心、头晕等症状而停药。用法:开始剂量 0.1g,每日 2～3 次。以后逐日增加 0.1g,每日最大剂量不超过 1.6g,取得疗效后,维持在最小有效剂量。本药副作用有眩晕、嗜睡、药物疹、恶心、纳差、复视、共济失调、骨髓抑制及肝功能损害等。服药初期应检查白细胞、肝功能等。

(2)此外可选用苯妥英钠。

2.对于服药无效者,可经皮穿刺封闭治疗起到止痛作用。

3.经皮三叉神经节后射频电凝或球囊压迫疗法,射频毁损或球囊压迫可达到较长时间的缓解疼痛。

4.后颅窝开颅三叉神经微血管减压术:

(1)可选择坐位或仰卧头偏体位、常选用枕下乙状窦后入路,皮肤切口选择直切口或拐杖形切口,骨窗开颅,放射状切开硬脑膜。

(2)显露三叉神经:显微镜下打开小脑延髓池缓慢释放脑脊液后,以蛇形自动脑牵开器持窄条片状脑压板,将小脑半球向内上方牵开,切开蛛网膜,放出脑脊液,待压力降低后,继续牵开小脑,显露后组脑神经、听神经、面神经及内听动脉,于听神经前上约 1～2cm 处可见三叉神经根。

(3)显露压迫神经的血管袢:分离贴附在神经根上的蛛网膜后,根据术前 MRI 序列所显示的神经血管压迫情况,仔细探查找出责任血管,如有血管压迫神经根,则用小块 Teflon 片插入血管、神经之间,再用生物蛋白胶少许将之固定。Teflon 片实际上并非棉制品,而是一种 Teflon 纤维,使用方法是用生理盐水浸泡后拉松,使之呈蓬松的纤维小球垫入神经与血管间,因不被吸收而起长期支架隔离作用。

(4)切断或电凝三叉神经根:对于复发病例,可将神经根后外 3/4 纤维切断或采用双极电凝器电凝处理的办法,同样可以取得较满意的止痛效果。

(5)彻底止血后,严密缝合硬膜,常规关颅。

5.目前有行 X 刀或 γ 刀治疗的报道。

第五节　舌咽神经痛

舌咽神经痛是一种出现于舌咽神经分布区的阵发性剧烈疼痛。疼痛的性质与三叉神经痛相似,Hams(1921)提出舌咽神经痛是另一种独立的神经痛之前,它和三叉神经痛常被混为一谈。本病远较三叉神经痛少见,约为三叉神经痛的 1/70～1/85。男女发病率无差异,多于 40 岁以上发病。

一、病因与病理

原发性舌咽神经痛的病因,迄今不明,多无明确的病理损害,可能为舌咽及迷走神经的脱髓鞘性病变引起舌咽神经的传入冲动与迷走神经之间发生短路的结果。以致轻微的触觉刺激即可通过短路传入中枢,中枢传出的冲动也可通过短路再传入中枢,这些冲动达到一定总和时,即可激发上神经节及岩神经节、神经根而产生剧烈疼痛。近年来神经血管减压术的开展,发现舌咽神经痛病人椎动脉或小脑后下动脉压迫于舌咽及迷走神经上,解除压迫后症状缓解,这些病人的舌咽神经痛可能与血管压迫有关。舌咽神经根在进出脑桥处,即中枢与周围神经的移行区,有一段神经缺乏施万细胞的包裹,平均长度为 2mm,简称脱髓鞘区,该部位血管搏动性压迫、刺激即可出现舌咽神经分布区阵发性疼痛。造成舌咽神经根部受压的原因可能有多种情况,除血管因素外,还与脑桥小脑角周围的慢性炎症刺激有关,后者致蛛网膜炎性改变逐渐增厚,使血管与神经根相互紧靠,促成神经受压的过程。因为神经根部受增厚蛛网膜的粘连,动脉血管也受其粘连发生异位而固定于神经根部敏感区,致使神经受压和冲击而缺乏缓冲余地。舌咽神经根部与附近血管紧贴现象是本病的解剖学基础。而颈内静脉孔区蛛网膜增厚粘连造成舌咽神经根部的无法缓冲,受其动脉搏动性的压迫是病理学基础。继发性原因可能是脑桥小脑角或咽喉部肿瘤、颈部外伤、茎突过长、茎突舌骨韧带骨化等压迫刺激舌咽神经而诱发。

二、临床表现

舌咽神经痛的部位一般分为两型：①痛区始于咽壁、扁桃体窝、软腭及舌后 1/3，而后放射到耳部，此型最多见；②痛区始于外耳、耳道深部及腮腺区，或介于下颌角与乳突之间，很少放射到咽侧，此型少见。偶尔疼痛仅局限在外耳道深部，这是只影响到舌咽神经的鼓支之故。可因吞咽、讲话、咳嗽、打呵欠、打喷嚏、压迫耳屏、转动头部或舌运动等刺激诱发疼痛。疼痛多骤然发生，呈阵发性电击、刀割、针刺、烧灼、撕裂样剧烈疼痛。发作短暂，一般持续数秒至数分钟，每日发作从几次到几十次不等，尤在急躁紧张时发作频繁。总的趋势是越发越频，持续时间越来越长，常有历时不等的间歇期，在此期内病人如一常人。有时在疼痛发作时尚伴有大量唾液分泌或连续不止的咳嗽，发作时病人低头不语。可伴有面红、出汗、耳鸣、耳聋、流泪、血压升高、喉部痉挛、眩晕，偶伴有心律紊乱如心动过速、过缓，甚或短暂停搏，以及低血压性昏厥、癫痫发作等症状。在外耳、舌根、咽后及扁桃体窝等处可有扳机点，刺激时即可发病，故病人不敢吞咽、咀嚼、说话和做头颈部转动等。疼痛亦可放射至颈或肩部。双侧舌咽神经痛者却极为罕见。神经系统检查常无异常发现，是此病的一个特征。

三、诊断

据疼痛发作的性质和特点，不难作出本病的临床诊断。有时为了进一步明确诊断，可刺激扁桃体窝的扳机点，视能否诱发疼痛。或用1%丁卡因喷雾咽后壁、扁桃体窝等处，如能遏止发作，则足以证实诊断无误。如果经喷雾上述药物后，舌咽处的疼痛虽然消失，但耳痛却仍然如前，则可封闭颈静脉孔，若能收效，说明不仅为舌咽神经痛而尚有迷走神经的耳后支参与。呈持续性疼痛或有阳性神经体征的病人，应当考虑为继发性舌咽神经痛,应作进一步检查明确病因。

四、鉴别诊断

临床上应与三叉神经痛、喉上神经痛、膝状神经痛、蝶腭神经痛、颈肌炎病和颅底、鼻咽部及脑桥小脑角肿瘤等病变引起者相鉴别。

1.三叉神经痛　　两者的疼痛性质与发作情况完全相似,部位亦与其毗邻,第 3 支痛时易和舌咽神经痛相混淆。二者的鉴别点为:三叉神经痛位于三叉神经分布区,疼痛较浅表,扳机点在睑、唇或鼻翼,说话、洗脸、刮须可诱发疼痛发作;舌咽神经痛位于舌咽神经分布区,疼痛较深在,扳机点多在咽后、扁桃体窝、舌根,咀嚼、吞咽常诱发疼痛发作。

2.喉上神经痛　　喉深部、舌根及喉上区间隙性疼痛,可放射到耳区和牙龈,说话和吞咽可以诱发,在舌骨大角间有压痛点,用 1%丁卡因卷棉片涂抹梨状窝区及舌骨大角处,或用 2%普鲁卡因神经封闭,均能完全制止疼痛可相鉴别。

3.膝状神经节痛　　耳和乳突区深部痛常伴有同侧面瘫、耳鸣、耳聋和眩晕。发作后耳屏前、乳突区及咽前柱等处可出现疱疹,疼痛呈持续性。膝状神经节痛者,在咀嚼、说话及吞咽时不诱发咽部疼痛,但在叩击面神经时可诱起疼痛发作,无扳机点。

4.蝶腭神经节痛　　此病的临床表现主要是在鼻根、眶周、牙齿、颜面下部及颞部阵发性剧烈疼痛,其性质似刀割、烧灼及针刺样,并向颌、枕及耳部等放射。每日发作数次至数十次,每次持续数分钟至数小时不等。疼痛发作时多伴有流泪、流涕、畏光、眩晕和鼻塞等,有时舌前1/3味觉减退,上肢运动无力。疼痛发作无明显诱因,也无扳机点。用 1%丁卡因棉片麻醉中鼻甲后上蝶腭神经节处,5～10 分钟后疼痛即可消失。

5.颈肌部炎性疼痛　　发病前有感冒发烧史,单个或多块颈肌发炎,引起颈部或咽部痛,运动受限,局部有压痛,有时可放射到外耳,用丁卡因喷雾咽部粘膜不能止痛。

6.继发性舌咽神经痛　颅底、鼻咽部及脑桥小脑角肿物或炎症等病变均可引起舌咽神经痛,但多呈持续性痛伴有其他脑神经障碍或其他的神经系局限体征。X线颅底拍片、头颅 CT 扫描及 MRI 等检查有助于病因诊断。

五、治疗

1.药物治疗　凡治疗原发性三叉神经痛的药物均可应用于本病,可使疼痛发作次数减少或减轻,有的可消失。如卡马西平 100mg,每日3 次,以后每日增加 100mg,直至疼痛停止。

最大量不应超过 1000mg/d,以后逐渐减少,找到最小有效量,维持服用。副作用有眩晕、思虑、恶心,部分有皮疹、白细胞减少等。苯妥英钠 100mg,每日 3 次,最大量每日不超过 600mg。七叶莲片 3～4 片,每日 3 次,其他镇静镇痛剂亦有疗效。

2.局部注射疗法　经药物治疗效果不理想或症状严重者,可进行药物神经注射治疗。药物可应用无水乙醇 0.5～1ml、654-2 溶液 10～40mg,维生素 B_{12} 1000～4000μg/次。注射方法有以下两种:

(1)咽部入路:咽部喷以 1%～2% 丁卡因,取长针头,用标志定出 2cm 长针尖,经扁桃体上极外及钩状突下方进针,如注射右侧,则空针应位于左上双尖齿下方,先进针 1cm,后再缓慢刺入 1cm,刺中后病人即感剧烈耳痛,然后注入 2% 普鲁卡因 1～2ml,10 分钟后检查局部疼痛消失,而又无其他脑神经麻痹时,再注入药物。

(2)乳突尖端入路:患侧朝上侧卧位,常规消毒,于同侧下颌角与乳突连线的中点。以 2% 普鲁卡因 2～5ml 垂直注于皮下 1.0～1.5cm 深处后,用 9 号腰穿针垂直或稍向前方刺入,深度 4～5cm,穿刺时病人可感同侧口角、舌、下唇、下颌或咽及颞部稍有麻木感。用空针抽吸无血液后,注入少量 2% 普鲁卡因,5～10 分钟后可出现同侧咽壁不同程度瘫痪及感觉障碍,吞咽困难,声嘶,出现同侧 Homner 征或出现同侧抬肩及胸锁乳突肌无力等。再缓慢注入药物。注 654-2 及维生素 B_{12} 时每周治疗 2～3 次,10 次为一疗程。

3.射频电凝术　Isamat 等(1981)与 Salar 等(1983)报告穿刺颈静脉孔用射频电凝舌咽神经,治疗舌咽神经痛。具体方法是:患者仰卧于放射摄片台上,术中在血压及心电监护下施行,当出现血压下降和心率下降时,表明发生了必须予以避免的迷走神经受累。电极作用面积 $7mm^2$,穿刺的进针点在口角外侧 35mm,下方 0.5mm。术者将定标放在患者口腔控制电极穿刺方向,当遇到骨组织时,摄侧位片和沿电极方向的斜位片。根据摄片中颈静脉孔的位置,在电视下纠正穿刺方向,使电极尖到达颈静脉孔神经部。先用 0.1～0.3V 低电压刺激,若出现半侧咽、扁桃体和外耳道感觉异常,且无副神经反应和血压与心电图改变,表明穿刺部位正确。于是缓缓持续增温,若无迷走神经反应出现,升温至 65～70℃,电凝 60 秒即可造成孤立的舌咽毁损灶。若在升温过程中出现迷走神经反应,应立即停止电凝,并给阿托品 0.5～1ml,数分钟内可恢复,复发后可重复电凝。

4.手术治疗　舌咽神经痛严重,而保守治疗无效者应考虑手术治疗。

(1)延髓束切断术:20 世纪 60 年代初,有人应用延髓束切断术来治疗舌咽神经痛,当时疗效满意。因为这些神经纤维下降的水平不确定,如在近四脑室下段切断,可产生共济失调步态,靠下则可能得不到需要的麻木范围,故未被普遍采用。

(2)舌咽神经根切断术:局麻或全麻下耳后切口,乙状窦下缘入路开颅。打开硬脑膜,放出脑脊液减压,抬起小脑,暴露出颈静脉孔,辨认汇集在该孔的舌咽、迷走及副神经。舌咽神经位于最前方,单根较粗,与迷走神经之间有明显的狭窄间隙。迷走神经由数根细小纤维束所组成。局麻时分离迷走神经时可引起呕吐,用神经钩将舌咽神经钩起,这时将引起剧烈疼痛,如疼痛部位与临床相符,可用钩刀或微型剪刀将神经切断。如疼痛部位涉及外耳深部,为迷走神经耳支影响所致,应同时切断迷走神经前方 1～2 根根丝。切断舌咽神经时少数可有血压上升,切断迷走神经时有时可心脏发生期外收缩、血压下降、心跳停止等副作用,手术时应密切观察。神经切断后疼痛不再发作,同侧舌后 1/3 味觉丧失,软腭、扁桃体区及舌根部麻木,咽部干燥不适,轻度软腭下垂及短暂性吞咽困难。自神经血管减压术应用临床后,不仅解除了疼痛,又保留了神经的完整,优点较多。但有的病人术中未发现压迫的血管,手术仍有一定的复发率,故神经切断术仍然是本病治疗的有效方法之一。

(3)神经血管减压术:麻醉、切口、骨窗形成和硬脑膜切开均与面肌痉挛微血管减压术相同。显露颈静脉孔和舌咽、迷走、副神经,将小脑半球向内上方牵开,刺破蛛网膜,放出脑脊液,待脑压降低后,将小脑半球向后内和上方牵开,找出颈静脉孔和舌咽、迷走、副神经。舌咽和迷走两神经自脑干发出后,向前、向内走行至颈静脉孔,副神经根与脑桥小脑角处向前行走。舌咽神经仅一根,且较迷走神经粗大,单独自蛛网膜包裹,独自穿过一个硬脑膜孔,很容易与迷走神经的根区别。显露压迫神经的血管襻,多在舌咽、迷走神经出脑干处,可见椎动脉或小脑后下动脉压迫神经。在显微镜下细心游离压迫神经的动脉,并在神经与血管间填入适当大小的涤纶片或特氟隆棉。对与舌咽神经粘连的增厚蛛网膜和小脑亦应进行松解。然后使病人试咽口水或饮少许液体,如疼痛消失,手术即告成功。

第六节　痉挛性斜颈

一、概述

痉挛性斜颈是肌张力障碍在颈部的表现,又称颈部肌张力障碍。患者的颈肌受到中枢神经的异常冲动造成不可控制的痉挛或阵挛,病人十分痛苦,严重患者几乎陷于残疾状态,生活不能自理。这种异常冲动起源于锥体外系统,或者起源于某处经过锥体外系统传递到周围神经。

痉挛性斜颈是锥体外系一种独立性疾病,属于局限性肌张力障碍范畴,其发病率为 15/30 万。

二、简史

16 世纪 Rabelai。首先研究此病,描述这是一种比死都难受的疾病,命名为"斜颈"。18 世纪 Wepfer(1992)撰文报道本病,称其为一种"特殊性抽搐"。20 世纪初法国学者 Cruchet 认为斜颈是一种精神源性疾病。20 世纪 40 年代在 Wilson 所著神经病学中依旧认为"精神变态是本病最重要的病因"。

1929 年,Foerster 提出斜颈由纹状体病变引起。1941 年,Hyslop 提出一种折中意见:斜颈的病因究竟属精神性抑或器质性,可能各占天秤的一端。

1959 年,Folz 用脑定向术在猴脑于被盖中红核旁作一毁损灶,立即能造成猴持久性痉挛性斜颈后,于是人们一致承认本病是一种器质性病变,结束了两种不同观点的长时间争论。

1929 年,Foerster,Dandy 创立颈硬脊膜下双侧第 1~3 或 4 颈神经前根及副神经根切断术来解除颈肌痉挛。尽管手术疗效差,并发症多,半个世纪来几乎在各国的神经外科著作中都视为一种传统的"标准手术"。

20 世纪 50 年代随着脑定向术的兴起,各国学者企图采用定向术来改变斜颈的疗效,先后在苍白球、丘脑探索治疗靶点,但结果令人失望。1999 年,有学者率先提出斜颈由一组特定的颈肌痉挛引起,不需要作双侧神经根麻痹术,介绍一种手术方法,即头夹肌切断及副神经切断术,1991 年,他提出斜颈的四种临床类型和四种相应手术方法(选择性颈肌切除及神经切断术),手术优良率为 83.3%,降低了并发症,还保留了头的正常运动。1982 年,加拿大蒙特利尔大学 Bertrand 也赞同上述观点,提出另一种手术方法即选择性周围神经切断术,并取得较满意的疗效。

20 世纪 80 年代,Homykiewicz 和 Jankovic 等根据少数肌张力障碍病人的尸解脑基底节的生化分析,提出本病的病理生理与神经介质有关,进行了药物治疗研究,选用的药物有抗胆碱能药、多巴胺能药、抗多巴胺能药等,但成效甚微。令人振奋的是几乎在同一年代,甲型肉毒毒素用于临床,改变了药物治疗局限性肌张力障碍的局面,只要对颈部主要痉挛肌肉作局部注射便能暂时缓解斜颈症状,被认为是治疗局限性肌张力障碍一项重要进展。

20 世纪 90 年代陈介绍三联术(一侧头夹肌或肩胛提肌切断,颈神经 1～6 后支切断和对侧副神经切断)治疗严重旋转型和侧屈型斜颈。到 1998 年手术病例累积达 362 例,是迄今国际上治疗这种疾病最大的病组。

三、病因及病理

痉挛性斜颈在临床可分为原发性和继发性两种。原发性的病因至今尚不明。

斜颈虽然至今尚无明确的病理基础,但斜颈病人的临床表现几乎与一些病理已明确的锥体外系器质性疾病相同。例如异常运动可在入睡后消失,情绪紧张时加重,用手指抵触下颌或头部其他位置时,肌痉挛便会松弛下来,头位迅即转正,症状随之消失(本体感受反射)。

原发性斜颈当前多认为是一种基底节病变,究竟是器质性抑或功能性,至今仍未查明。然而多数倾向于基底节内神经介质活动障碍,引起脑干内中间神经元网状组织失控。

四、临床表现

在某学者的 381 例斜颈病例中,男女之比为 1.41∶1.51,病人多在 30～49 岁之间起病,平均发病年龄是 39 岁,多数病人(75.3%)隐匿起病(原发性),其中一部分病人在发病前 1～2 个月内有精神创伤、焦虑、忧伤等病史。少数病人有明确的诱因(继发性),如严重颅脑外伤

(2.6%)、高热(1.7%)、CO中毒(0.3%)和服抗精神病药物(2.6%)。

多数病人缓慢起病,在出现斜颈前有颈部发僵、胀痛、"落枕"等先兆症状,1～2周后逐渐出现头向一侧偏斜,或由旁人指出后才发现。少数病人可急性起病。

斜颈病人的临床症状一般是晨起轻,午后重,活动或情绪波动时加剧,这种症状起伏规律与其他锥体外系疾病类似。斜颈的临床表现可分成五种类型:

1.旋转型(75.6%)　旋转型是斜颈中最常见的一种类型,表现为头绕身体长轴向一侧作强直性或阵挛性旋转。依据头与长轴有无倾斜可细分为三种亚型:

(1)水平旋转:单纯的旋转,头与长轴无倾斜,颈前和颈后旋转肌力均等。

(2)前屈旋转:头的姿势由旋转和后仰两种成分组成,颈的后伸旋转肌的肌力大于前屈旋转肌。

(3)后仰旋转:头的姿势由旋转和前屈两种成分组成,颈的前屈旋转肌的肌力大于后伸旋转肌。

三种亚型中以水平型多见,后仰型次之,前屈型少见。这三种型别与肌肉的痉挛强度、分布多寡有关。

2.头双侧后仰型(7.5%)　又称后仰痉挛,病人表现为间歇性头向背侧中线作强直性后伸,颜面仰天,行走时尤为困难,因视线不能扫及地面必须用双手扶枕对抗痉挛肌群,一松手头便如弹簧般迅速向后过伸。病人为了腾出双手常常将后枕部使劲顶在墙上,待不支时头又向后拉了过去,如此这般周而复始,坐卧不宁,度日如年,机体几乎完全陷于残废之中。

3.侧屈型(12.8℃)　头的长轴向一侧侧屈,耳向肩峰靠近,很多病人伴随同侧肩部向上抬举,加近了两者的距离,鼻基本上不离身体长轴。依据头有无向前或向后倾斜可细分为三种亚型:

(1)单纯侧屈型:头向肩峰正向侧屈,无向前或向后倾斜,颈前和颈后侧屈肌肌力均等。

(2)前屈侧屈型:头的姿势由侧屈和前屈两种成分组成,颈的前屈侧屈肌(斜肩肌、胸锁乳突肌等)肌力大于后伸侧屈肌(肩胛提肌、夹肌等)。

(3)后仰侧屈型:头的姿势由侧屈和后伸两种成分组成,颈的后伸侧屈肌肌力大于前倾侧屈肌。

4.头双侧前屈型(1.3%) 头持续向前屈曲,颏紧贴胸前。重者除头前屈外尚有向前移伸现象,且伴随双肩上举,构成一种特殊姿态。阵挛型者表现为一种持续不断的"点头"状态。

5.混合型(2.8%) 是一种以两种型别相间出现的斜颈,常见的是旋转和后仰,病人间而旋转、间又后仰。

在临床症状学中根据肌肉收缩的频率又可划分为强直型和阵挛型两种。强直型者头持久地偏向一侧;阵挛型者头有节律的反复抽动。少数病人在强直或阵挛的基础上还混有震颤,个别表现为急促的、猛的一抽,有的在强直基础上加杂有阵挛。

成人起病的斜颈一般都比较稳定,肌痉挛始终局限在颈部,属于局限性肌张力障碍范畴。然而,少数病人的肌痉挛可向颈的邻近部位扩散,称为节段性肌张力障碍,向上向脸部肌肉扩散者称为颈-颅型;向下向肩及上肢肌肉扩散称为颈-臂型;累及胸背部肌肉者称为颈—体轴型。个别病人在严重颅脑损伤后可出现颈、躯干同向一侧侧屈(偏身侧屈症)。

此外,成人起病的斜颈极大多数表现为一种慢性病程,一般经过一段时间的演变,临床症状就停留在某个水平上,处于一种静止状态,如有所改善也是暂时的。有一部分病人的病程中可出现症状自动消失(8.4%),缓解期往往长短不一,可自数月至数年,最后不免复发。在结束缓解期后多数病人仍保持起病初期时的型别,少数则改变为另一种型别(6.3%),或更换类别(1.5%),或加型(0.3%)。有一部分病人手术后告别了原来的型别,令人烦恼的是经过一定时日,对侧又出现和原来相同的病型,或表现为另一种病型,如旋转型改为双侧后仰型。

五、诊断

痉挛性斜颈病人由于颈无休止的不随意运动,颈、肩部肌肉特别肥厚,望诊时便能得到颈部特别粗壮、肌肉发达的初步印象。

颈部触诊是确定一些比较浅表痉挛肌肉最可靠的方法,如胸锁乳突肌、夹肌、肩胛提肌、斜方肌和头半棘肌等,可以根据各肌的走向和体表投影位置用手指扪触、捏夹。例如旋转型斜颈,尤其是消瘦的病人,一侧胸锁乳突肌多有肥厚增粗,触之张力高、失弹性,犹如拉紧了的弦。随头位转正,肌肉转为松软,恢复弹性。待痉挛再起,又复出现上述现象。在对侧乳突内下方可触及隆起的夹肌。也表现为粗厚、张力高、失弹性,触之如同软骨。早期或轻型病人,此肌一旦被捏紧时可出现头位自动复正现象(捏夹试验阳性)。颈部肌电图描记可以帮助医生了解哪些肌肉参与痉挛。检查时分别了解松弛时和随意收缩时的肌电活动,双侧同名肌同时描记可以更清楚地显示左右活动情况,可以发现一些拮抗肌组完全处于废用后抑制状态,特别是胸锁乳突肌,可以提醒医生术后要对这些肌肉进行体疗,发挥其原有的旋头功能。肌电图检查还可以帮助医生发现一些不曾被怀疑的肌肉,如侧屈型中的斜方肌,前屈旋转型中的同侧胸锁乳突肌等,必要时可对这些肌肉用1%利多卡因溶液(不加肾上腺素或甲型肉毒毒素)作暂时性麻痹,了解它们在头的异常运动中所起的作用。有时对一些复杂的混合型斜颈病人,如侧屈-后仰型可以试对颈后肌群作局部封闭,可以了解对侧伸肌群在头后仰中的作用,以便医生设计手术方案,调整手术内容。又如侧屈型斜颈,如怀疑同侧斜方肌也参与痉挛,可以在肌电图监视下进行封闭,以了解此肌在举肩、固定肩胛活动中的作用。

斜颈病人的神经系统检查,不论是脑神经、锥体系统、锥外系统、共济运动及周身感觉系统均在正常范围之内。EEG及脑脊液检查都在正常范围之内。

病情分级法:不论是何种型别的斜颈都是两组(痉挛肌群和拮抗肌群)肌力强度差异的结果。参与痉挛的肌肉越多,分布范围越广,时日越长,或者拮抗侧肌力越弱,废用的时间越久,头的偏斜越甚,病情越重,纠正的能力便越差,最后造成脊柱、关节失去正常弧度,半脱位或前庭功能障碍,致使恢复困难。

六、鉴别诊断

1.继发性肌张力障碍　继发性肌张力障碍的临床特征是异常运动常在静止时显现,运动时反见好转。引起肌张力障碍的常见的疾病有脑炎、颅脑外伤、进行性豆状核变性(威尔逊病)、围生期脑损伤(窒息)、核黄疸、脑瘤、舞蹈病、基底节梗死或出血、多发硬化、帕金森病、中毒(锰、一氧化碳、甲醇中毒等)等。

2.药物引起的斜颈　也可归类在继发性肌张力障碍范畴内,是一种医源性运动性疾病,可分为急性和迟发性两种。急性运动障碍患者多因摄入过量治疗神经系统疾病的药物或大剂量止吐药后,常到服药后数小时至数天出现间歇性或持久性肌痉挛,临床除了表现有斜颈外,眼睑、脸部及咽喉也可出现症状,如舌连续重复运动,外伸、卷曲、扭转,双唇作撅嘴、吸引、咂嘴、咀嚼和做鬼相,其他如躯干、肢体不随意运动较少见,以儿童和年轻成人较多。轻微患者常被忽视。治疗可用抗胆碱能药物作静脉滴注或肌注可迅速控制。轻型病人口服苯海拉明和地西泮一样有效,待症状消失后再维持 1~2 天。

另一种为迟发性运动障碍,是长期(3~6 个月)用大剂量抗精神病药阻滞了基底节多巴胺受体引起,常见的药物如下:吩噻嗪类(氯丙嗪、三氟拉嗪、奋乃静)、丁酰苯类(氟哌啶醇、氟哌利多)、硫杂蒽类(氯普噻吨、三氟噻吨)和舒多普利等,临床症状往往在停药或减量后出现。如肌痉挛局限在颈部则与原发性斜颈毫无区别,症状持久不消。肌痉挛也可在周身、颜面和四周出现。

3.急性感染性斜颈　自 1959 年以来,国内发现一种以感染和斜颈为特征的发作性疾病,截至 1985 年底文献报告共 312 例。本病以春、秋发病较高,女性略多于男性。前驱期一般为上呼吸道感染症状和消化道症状,持续 1～4 天。临床最重要的症状是发作性痉挛性斜颈,包括头后仰痉挛、旋转痉挛,每次发作数分钟至半个小时,重者可持续 1 天。身体其他部位也可出现肌痉挛,常伴随自主神经系统功能紊乱及精神症状。病程一般为 3～10 天,痉挛后不留后遗症,一般认为该病与肠道病毒感染有关,主要侵犯锥体外系及下丘脑,阻抑多巴胺受体,胆碱能系统功能增强,多巴胺与乙酰胆碱平衡失调所致。

4.癔症性斜颈　　本病多与精神创伤连在一起,其特征是骤然发病,头的位置或异常运动变化多端,不论是临床或肌电图检查确也存在肌痉挛现象,即使临床表现是一种固定的型别,但常夹杂一些额外的、相矛盾的、不协调、不合乎生理解剖的动作,而且症状在某一些背景下易变。癔症性斜颈常常在无人注意时、思想涣散或高度集中场合(打牌、骑车)时症状缓解,头位自然复正。斜颈症状也可被一些暗示所抑制,病人对某种新的治疗常抱着极大的希望和信心,例如一种"特殊的静脉输液"暗示和心理治疗可能会收到戏剧性疗效。相反,情绪波动、紧张和焦虑会使症状扩张、升级。癔症性斜颈有时很难与原发性斜颈鉴别,病程可延绵很久,必须作系统的观察。

5.假性斜颈　　假性斜颈泛指非由颈肌痉挛引起的斜颈,可因脊柱骨骼畸形、眼外肌麻痹、颈肌挛缩等造成。常见的疾病有:先天性短颈、先天性寰椎枕骨融合症、颈椎楔形畸形、自发性寰枢椎半脱位、先天性肌性斜颈、先天性眼性斜颈和代偿性斜颈等,可均表现为斜颈。

七、治疗

痉挛性斜颈目前有三种治疗方法:药物、甲型肉毒毒素注射及外科手术。

1.药物治疗　　药物治疗的目的是重建平衡,由于肌张力障碍的神经生化、神经药理尚不明了,当前药物治疗尚处于摸索阶段。

(1)抗胆碱能药物：是一种抗副交感神经药物，可对抗纹状体内乙酰胆碱系统的兴奋功能，阻断中枢毒蕈碱型乙酰胆碱受体，相应提高多巴胺的效应，缓解肌张力障碍。

1)盐酸苯海索（安坦）：对成人局限性肌张力障碍的疗效不明显。Burke 对儿童期起病的患者用大剂量安坦，平均 40mg/d(5～120mg)，有 62％病人获改善。

2)苯甲托品：Lal 对 13 例斜颈用苯甲托品 2mg 静脉注射作急性治疗试验，结果 6 例进步，其中 5 例在以后继续作口服治疗中取得进步。

3)二环己丙醇（安克痉）：Povlsen 用本品 2～2.5mg 静脉注射治疗成人肌张力障碍，50％病人取得客观进步。成人肌张力障碍经过急性治疗试验后改用抗胆碱能药治疗时必须用大剂量才能取得一些疗效（9％～40％），不论是儿童或成人服药后只要不出现副作用，坚持治疗便能从抗胆碱能药物中获得最大效果，剂量宜逐渐增加，急速加量会引起昏睡、意识模糊等。抗胆碱能药物品种繁多，剂量各家差异很大，没有统一准则，如安坦的量，儿童可自 5mg/d 到 120mg/d，又如爱普杷嗪成人剂量可自 50mg/d 到 800mg/d，平均为 283mg/d。抗胆碱能药物周围副作用如瞳孔散大、视力模糊、便秘、口干、面红、出汗及尿潴留，大剂量可引起青光眼发作。治疗可用毗斯的明或匹罗卡品眼药水。中枢副作用包括近记忆力障碍、神志模糊及精神症状，使剂量受到限制，有的病人可出现烦躁不安、舞蹈动作，使原抽搐加重，抗胆碱能药的疗效儿童优于成人，可能儿童承受大剂量的能力较好，症状性肌张力障碍（迟发性和产伤后）如果病人能承受大剂量也能取得一定疗效。

(2)多巴胺能药物：应用多巴胺能药物治疗肌张力障碍，在部分病人中有效。常用药物有左旋多巴（500～900mg/d）、脱羧酶抑制剂（平均 250mg/d）、溴隐亭（80mg/d）、金刚烷胺（200mg/d）和麦角乙脲（1～3mg/d）等。Lang 广泛收集世界文献综述了有关多巴胺能药治疗肌张力障碍的疗效：全身肌张力障碍的治疗结果，进步 35％，很少取得显著进步，恶化 19％；局限性肌张力障碍（斜颈、Meige 综合征）的治疗结果为进 11%,恶化 9%。Lang 的结论认为,肌张力障碍可试用多巴胺能药物,可能有效,可能无效,可是儿童起病的 Segawa 变异性肌张力障碍用左旋多巴治疗效果确切,用量宜逐步增大直到出现疗效或副作用时,多数病人能耐受多巴胺能药物,少数病人可发生恶心、直立性低血压、神志模糊,幻觉及多巴源性运动障碍。

(3)抗多巴胺能药物:当体内多巴胺过剩、乙酰胆碱功能减退时临床可出现肌张力障碍,用抗多巴胺能药物使之恢复平衡,抗多巴胺能药可分两类:一种是阻滞多巴胺受体的药物,常用的如丁酰苯类中的氟哌啶醇及酚噻嗪类中的氯丙嗪、奋乃静及哌米清;第二种是阻止中枢储藏多巴胺的药物,如利血平及丁苯喹嗪。

1)氟哌啶醇:氟哌啶醇回顾性疗效为 46%,超过其他多巴胺拮抗药(20%)或丁苯喹嗪(11%)。但不少病人因不能承受药物反应中止治疗。

2)哌米青:治疗斜颈的量为 4~6mg/d,结果进步为 44%(4/9);另一组用 6mg/d,双盲评分,结果只有 1 例进步,2 例恶化,其余都无效。

3)丁苯喹嗪(多巴胺耗竭剂):各家报道的疗效不一,收集文献中随访超过一年的病例,用量为 25~300mg/d,结果如下:全身性患者进步为 53%(10/19 例),颅面部为 26%(16/62 例),局限性为 24%(6/25 例),Lang 用量为 25~2000mg/d,显效仅为 11%(4/35 例)。Asher 的量为 175mg/d,显效 2 例,进步 11 例,恶化 1 例。

4)联合疗法:Marsden 报告用三种药物组合在一起治疗严重肌张力障碍,剂量如下:哌米清 6~25mg/d,丁苯喹嗪 15~150mg/d,苯海索 6~20mg/d。结果成人的显效为 75%(9/12 例),儿童显效 1 例,都持续超过 2 年。一般认为症状性肌张力障碍用抗多巴胺能药物较有利,而迟发肌张力障碍以多巴胺耗竭剂如利血平、丁苯喹嗪较好。经验证明抗多巴胺能药物较多巴胺能药物有效(Segawa 变异性肌张力障碍除外),不过,一切抗多巴胺能药物(丁苯喹嗪例外)都会阻断基底节的 D_2 受体引起锥体外系症状,如帕金森病,表现为静坐不能、急性肌张力反应、抑郁症、淡漠嗜睡、直立性低血压,迫使治疗中断,不幸的是服药后肌张力障碍未见好转,却反增加了药物性帕金森病,临床症状较原来更坏,在原有的肌张力障碍基础上又增添了迟发性肌张力障碍,不过要鉴别是疾病本身进展的结果抑或药物引起,小剂量也许是一种姑息的预防措施。一旦发生,可在减量的基础上适量加用抗胆碱药,如金刚烷胺或左旋多巴等。丁苯喹嗪至今尚未见有发生迟发性综合征的报道,利血平的效果与丁苯喹嗪一样有效,但直立性低血压是常见的副作用,近发现氯氮平对迟发性肌张力障碍效果很好,并发迟发性综合征和帕金森综合征的机会很小。

(4)苯二氮卓类:常用的是地西泮(100mg/d)和氯硝(4～6mg/d)。氯硝西泮对成人和儿童肌张力障碍疗效为 14%,地西泮及其他苯二氮革类为 16%。

(5)巴氯芬:是 GAGB 的衍生物,可以降低脊髓内中间神经元及运动神经元的兴奋性。Fahn 用巴氯芬治疗成人肌张力障碍(面肌痉挛及 Meige 综合征),剂量 78.5mg/d,结果 47%获进步,随访中有 17 例(21%)因疗效欠佳或副作用停药中止治疗。只剩下 18%(11/60 例)病人因继续用巴氯芬治疗,平均剂量为 105mg/d。经过平均 30.6 月的治疗,11 例中有 9 例需要增加其他药物。其他学者的治疗结果与上相仿。

(6)卡马西平:卡马西平在治疗癫痫过程中偶会出现肌张力障碍,令人费解的是它确能改善 segawa 变异性肌张力障碍,但不能达到左旋多巴那种疗效水平,个别病人对左旋多巴无效,却对卡马西平有效。剂量是 300～1200mg/d,发作性运动源性肌张力障碍用卡马西平、苯妥英钠或其他抗惊厥药效果十分明显。

(7)其他药物:文献中曾试用过如下药物:三环抗忧郁药,硝苯呋海因(肌松药),普萘洛尔,苯妥英钠,可乐宁,单胺氧化酶(MAO)抑制药物,巴比妥类,苯丙胺,GABA 能药物,抗组胺药物,赛庚啶,5-羟色胺及锂等。

2.A 型肉毒毒素治疗　80 年代初,A 型肉毒毒素(BTX-A)在治斜视及其他眼外肌痉挛取得成功后,适应证逐渐延伸至神经系统疾病,如局限性肌张力障碍、偏侧面肌痉挛及痉挛性斜颈,也用治疗锥体外系疾病的肌张力障碍及锥体束病损引起的肌痉挛,如脑瘫引起的肢体肌强直、括约肌功能障碍、肌痛以及药物引起的迟发性肌张力障碍。注射后可暂时缓解症状。BTX-A 被认为是近年来治疗局限性肌张力障碍的重要进展。

(1)作用机制:A 型肉毒毒素由一条单一的多肽链组成,经过蛋白水解而激活裂解为重链(分子量 10000Da)和轻链(分子量 5000Da)。重链羟基端先与胆碱能神经末梢的突触前膜受体结合,其氨基端为通道形成区域,随着轻链进入细胞内,借助酶效应抑制乙酰胆碱囊泡的量子性释放使肌肉收缩力减弱,在有痉挛的肌腹内直接注射微量 BTX-A 便能使症状得到暂时缓解。但 BTX-A 对乙酰胆碱的阻滞作用是短暂的、可逆的,突触性乙酰胆碱传递通过关键的突触前蛋白的逆转或轴突末端芽生与同一肌纤维发生新的突触联系得以恢复,一般约数月。

(2)注射肌肉的选择:BTX-A(商品名 Botox)为冻干水融性结晶,每支 100U,置于低温冰箱保存,使用时用生理盐水稀释至 25U/ml 浓度。在做 BTX-A 治疗前首先要弄清楚对各不同型别斜颈选择哪些肌肉作为治疗对象,有学者根据 362 例手术经验介绍注射肌的选择。

1)旋转型:参与旋转型斜颈的痉挛肌肉是由头旋向侧颈后肌($C_{1\sim6}$)及对侧胸锁乳头肌(副神经)组成,其中以一侧头夹肌、头半棘肌和对侧胸锁乳突肌为主要旋头肌,是 BTX-A 重点注射对象,在 EMG 导引下每条肌肉用 BTX-A 注射 2~3 个点。

2)后仰型:参与头双侧后仰型斜颈的痉挛肌肉是由左、右颈后伸肌群组成,其中以双侧头夹肌及头半棘肌为主要仰头肌,是 BTX-A 重点治疗对象。如果效果不理想,可在一周后在向颈半棘肌追补注射一次。

3)侧屈型:参与侧屈型斜颈的痉挛肌肉是由一侧头侧屈肌群组成,其中以肩胛提肌、夹肌或胸锁乳突肌为主要侧屈肌,是 BTX-A 重点注射对象,肩胛提肌位置较深,可在 EMC 仪导引下注射。

4)前屈型:参与前屈型斜颈的痉挛肌肉可由双侧胸锁乳突肌,舌骨上、下肌、斜角肌,头及颈最长肌,其中以双侧胸锁乳突肌为 BTX-A 重点注射对象,深层肌肉注射极易并发咽下困难,一般不推荐。

5)混合型:混合型斜颈临床两种表现。其一,患者的临床症状是两种型别相间出现,如旋转和后仰,可先对严重型的痉挛肌肉进行注射,而后再治疗残余痉挛肌肉,参与这种混合型的痉挛肌肉中往往有一部分是公共的,兼参加两种不同型别的运动,例如在旋转运动时由头夹肌与对侧胸锁乳突肌联合收缩可引起头的旋转,夹肌与对侧同名肌的联合收缩则又引起头后伸。其二,临床症状由两种型别融合在一起出现如旋转前屈型,它的临床表现兼有旋转和前屈两种成分,又如旋转后仰型,侧屈后仰型和侧屈前倾型,往往是参与痉挛肌肉的前、后组合中肌痉挛程度不等或肌肉分布多寡所造成。

(3)剂量和疗效:BTX-A 治疗痉挛性斜颈是一种简单、安全、有效的方法,虽然疗效是在暂时的,但它确能缓解病人痛苦。注射剂量应参照痉挛肌肉的大小、数量、痉挛强度及治疗的反应决定,一般每条肌肉的剂量不多于 100U,每次总量不超过 38U,多数病人在注射后一周内起效,症状逐步改善,约 2~4 周左右达疗效平台期,少数可延迟至 4 周后,疗效平均持续约 23 周,绝大多数病人需要重复注射,间隔时间须 3 个月以上,注射频率约 1 年 2 次,个别病人注射后的缓解期特长,超越药物效用的期限,估计是痉挛肌肉暂获得静息后,原来的病理神经冲动的反射弧弱化,特别是感觉整合机制参与的结果。

(4)疗效评估:下面介绍各型斜颈疗效评估的方法。

1)旋转型:中立位时头的前后矢状线投影在颈椎左右水平线上构成一直角关系,旋转型斜颈病人头扭向一侧,矢状正中线与颈椎水平线间形成一病理角,病理角的大小随头的异常运动范围决定。病理角越大,病情越重。BTX-A 或手术治疗后病情缓解,头的异常运动范围改善,病理角随之缩小,治疗前、后的角度差可作为评价疗效的依据。

举例:某病人患旋转型痉挛斜颈(向左),术前旋转病理角 60°(A)。

治疗后病理角改为 30°(B)。疗效评分:改善 50%。

$$(A-B)/A×100\%＝50\%$$

$$(60-30)/60×100\%＝50\%$$

2)侧屈型:中立位时颅-颈长轴投影在颈椎水平线(左-右)上构成一直角关系,侧屈型斜颈病人头向一侧侧屈,颅-颈长轴与颈椎水平线间形成一病理角,病理角的大小随头的异常侧屈范围决定,角度越大,病情越重。治疗后头的异常侧屈改善,病理角也随之缩小,前后的角度差可作为评价疗效的依据。

举例:某病人患侧屈型(向左)斜颈.治疗前头的侧屈病理角 45°(A),治疗后改为 0°(B),疗效评为 100%(痊愈)。

$$(45-0)/45×100\%＝100\%$$

3)前屈型:评估方法同后仰型,改后伸为前屈。以上评分可自病人静态(端坐、站立)和动态(行走)情况下取得,但主要以动态评估中取得的评分为准。疗效评定的时间:BTX-A 注射后第 14 周,手术后为第 26 周。

(5)副作用:斜颈病人用 BTX-A 注射治疗后的主要并发症是暂时性咽下困难或语言困难,可持续数周,发生的原因估计与注射在胸锁乳突肌肌肉内的量有关。如果剂量限制在 100U 或更少可减少这并发症的发生。11%斜颈病人在做 BTX-A 注射前已存在吞咽困难症状;22%病人吞钡 X 线检查时已有食管蠕动异常;注射后有 33%病人出现新的咽下困难,50%病人 X 线下表现有蠕动异常。此外,少数病人除并发严重咽下困难外还伴发对侧声带麻痹。

其他并发症为局部疼痛和颈肌乏力,一般程度不重,疼痛均在数天内消失,颈肌乏力约在数周内自行缓解,个别病人在注射后数天内出现皮疹。

3.手术治疗　　痉挛性斜颈当其症状进展到一定程度时,一切保守疗法很少见效,药物的副作用常迫使治疗中断,肌肉松弛剂只能起到暂时缓解作用。斜颈的手术治疗尚处于发展阶段,成功的关键是建立在对痉挛肌群的认识。1981年,有学者将斜颈划分成四种临床型别,提出四种选择性解除痉挛肌群的手术方法,结合具体病例辩证地增减手术内容,选择地解除痉挛肌,收到良好效果。

病人选择:病情稳定,临床型别固定在1年以上,经药物或甲型肉毒毒素治疗无效可考虑手术治疗。接受 BTX-A 注射治疗4个月后方可考虑手术。

旋转型和侧屈型斜颈适合作三联术,头双侧后仰型斜颈适合作枕下肌群选择性切断术,头前屈型斜颈如经1‰利多卡因溶液阻滞双侧副神经能改善症状者可考虑作双侧副神经胸锁乳突肌分支切断,前屈型斜颈如痉挛肌群累及颈前深肌(颈脊神经前支支配),可作颈脊神经前支($C_{2\sim4}$)切断。

第六章　颅内感染

第一节　脑脓肿

化脓性细菌侵入颅内,引起局限性化脓性炎症,继而形成脓腔者称为颅内脓肿。脓肿位于脑组织内者,即为脑脓肿;位于硬脑膜外者,为硬脑膜外脓肿;位于硬脑膜下者为硬脑膜下脓肿。如同时存在 2 种以上的脓肿,则称多发脓肿。导致颅内脓肿的细菌来源可来自邻近结构的感染灶、远隔部位的感染灶或通过开放性脑损伤直接进入颅内。脑脓肿形成的病理学分几个阶段,但在临床上各阶段相互衔接,难以明确划分。一般来说,患者具有 3 类症状,即急性感染性症状、颅内压增高症状和局灶脑功能受损症状。

【诊断标准】

1.临床表现

(1)全身感染期:为起病的初期,患者有发热、头痛、全身乏力、肌肉酸痛、脉搏增快、食欲不振、嗜睡倦怠等表现。这些症状并非脑脓肿所特有,且常和原发病灶的症状混杂在一起,难以据此作出诊断。

(2)潜伏期:脑脓肿趋向局限化时即进入潜伏期,这时上述症状减退。

(3)颅压高期:脑脓肿形成后,患者多有颅内压增高的症状出现。有程度不同的头痛,呈持续性阵发加剧。头痛部位一般与脓肿部位有一定关系,因此病变局部颅骨有叩痛。头痛常伴有呕吐。约有半数患者有眼底水肿。

(4)脑局灶症状。

1)癫痫:位于大脑半球的脓肿可引起癫痫。

2)脑膜刺激征:部分小脑脑脓肿的患者可有脑膜刺激征。脑脊液化脓性改变。

3)中枢性面瘫,对侧肢体瘫痪或锥体束征阳性多见于耳源性脑脓肿。

2.实验室检查

(1)血常规检查:急性期血象均有白细胞增多,中性粒细胞每立方毫米可达数万。

(2)脑脊液检查:脑脊液压力增高;白细胞轻度至中度增多,经抗生素治疗后症状体征消失,脑脊液恢复正常;脑脊液中抗特异性病原体的IgM达诊断标准,或 IgG 呈 4 倍升高;脑脊液涂片找到细菌或真菌。

3.辅助检查

(1)脑电图:一般在患侧大脑半球出现局限性慢波。

(2)神经影像学检查:头部 CT 和 MRI 检查的特征性改变为脓肿周围高密度(高信号)环形带和中心部的低密度(信号)区。病灶外周水肿反应较重。

【治疗原则】

1.非手术治疗

(1)急性期采用敏感抗生素治疗。

(2)全身的辅助治疗。

2.手术治疗

(1)脓腔穿刺:脓肿形成期除上述治疗外,在脓肿明确部位,选择最接近脓肿中心和避开脑重要功能区的位置,进行立体定向下的钻颅,脓肿穿刺抽吸。本法适用如下几类患者。

1)任何种类的脑脓肿,病情较为稳定者。

2)先天性心脏病引起的脑脓肿。

3)位于中央区或深部的脑脓肿。

4)婴幼儿、老年人或体质衰弱,难以耐受较大手术者。

5)危重脑疝或行将脑疝的患者,急诊穿刺抽脓加去骨瓣减压。

(2)脓肿切除术:是最有效的手术方法,手术适应证如下。

1)脓肿包膜形成好,位置不深,且在非功能区者。

2)反复穿刺抽脓未能好转或治愈的脑脓肿。

3)多房或多发性脑脓肿。

4)外伤性脑脓肿含有异物或碎骨片者。

5)脑脓肿破入脑室或蛛网膜下腔,应急诊手术。

6)脑疝患者急诊钻颅抽脓不多,应切除脓肿并去骨瓣减压。

7)开颅探查时发现为脑脓肿者。

8)脑脓肿切除后脓肿复发者。

3.术后处理

(1)无菌性常规神经外科手术后前3天一般不做腰椎穿刺,如发热超过38℃,白细胞增多,疑有感染时,可行腰椎穿刺,检查脑脊液常规、生化、细菌涂片、细菌培养。药敏试验,血和脑脊液中C反应蛋白。

(2)为除外无菌性脑膜炎,在手术第4天以后检测血和脑脊液的C反应蛋白。手术4天以后脑脊液中C反应蛋白浓度仍较高时,可能为细菌性脑膜炎。

(3)术后应依据致病菌敏感程度使用抗生素。细菌培养阴性者,由一线可透过血脑屏障的抗生素用起。

第二节　颅骨感染性疾病

一、颅骨结核

【定义】

颅骨结核是结核杆菌侵入颅骨引发的一种特异性炎症。主要是通过血行、淋巴播散及邻近病灶直接侵入。

【诊断依据】

1.临床表现

(1)有结核病史;有低热、消瘦乏力、食欲不振、夜间盗汗。

(2)见于青少年;起病缓慢、病程长,病变可在额骨、顶骨部位。

(3)病灶可单发、多发,局部肿胀,可出现无痛性寒性脓肿。脓肿破溃后可形成窦道,有灰白色干酪样脓液排出,有时有破骨片。

2.辅助检查

(1)实验室检查

周围血象:白细胞数增多,以淋巴细胞为主,血沉加快。

脓液培养:有结核菌。

(2)影像学检查

1)头颅拍片:颅骨单发或多发病灶;边缘整齐的或穿凿样的圆形或椭圆形骨缺损,可有大小不一的游离高密度。

2)CT 或 MRI:可见病灶区骨缺损和游离死骨。同时可发现硬膜外、硬膜下及脑内的病变。

【鉴别诊断】

与颅骨骨髓炎鉴别,前者结核菌培养为阳性。

【治疗原则】

1.药物治疗应用抗结核药物。

2.手术治疗清除病灶。

二、颅骨骨髓炎

颅骨骨髓炎为细菌感染所致,多见于金黄色葡萄球菌及其他菌感染,常见于颅脑外伤及术后直接原因所致,也可由血行感染及邻近组织感染所致。

【诊断依据】

1.临床表现

(1)有头颅外伤史或手术史。

(2)有邻近组织炎性病灶,如额窦炎。

(3)可见急性发病症状,如发热,局部肿胀,压痛,红斑。

(4)慢性骨髓炎:患者为无痛性头皮肿胀,可有多发窦道的疼痛区,有皮下积脓、破溃、流脓,脓液中可杂有坏死颅骨。

2.辅助检查

(1)实验室检查:①周围白细胞数升高;②脓液培养可查到致病菌。

(2)影像学检查

1)头颅 X 线片:可表现为地图样骨破坏区,界限较模糊,不规则,呈斑点状骨破坏区,有骨硬化带,界限较清晰。多数有游离死骨;大小不一、形态不整。

2)CT 及 MRI:可见病灶区骨缺损及游离死骨。同时可见硬膜外、硬膜下的病灶改变。

【治疗原则】

1.一般治疗　抗生素治疗,选用敏感抗生素。

2.手术治疗　切除感染的骨组织,清除周围感染的组织。

第七章　脊柱脊髓疾病

第一节　椎管内肿瘤

【定义】

椎管内肿瘤也称为脊髓肿瘤,包括发生于椎管内各种组织如神经根、硬脊膜、血管、脊髓及脂肪组织的原发性和继发性肿瘤。

【诊断依据】

1.病史　一般椎管内肿瘤发展较缓慢,多在1～3年左右,转移癌病程多在半年以内,神经纤维瘤病程在数年,个别可达10～20年。应详细了解有无脊神经根痛及其放射部位,感觉,运动和大小便障碍,发生的先后次序。

2.体征　①神经根痛是最常见的首发症状,以硬脊膜外肿瘤最多见;②疼痛;③运动障碍及反射异常;④感觉障碍;⑤自主神经功能障碍。

3.脊柱X线平片　有20%～40%的椎管内肿瘤可引起相应节段椎骨骨质改变。包括椎间孔扩大,椎管扩大。椎体及邻近骨质吸收和破坏。椎管内钙化及椎旁软组织影。

4.CT扫描平扫　价值不大,增强时病变部位可见椎管膨胀、扩大,椎体后缘受压,椎管内软组织填充,髓内肿瘤可有不同程度的增强。

5.MRI扫描　能显示肿瘤的大小、数目、位置,并可显示肿瘤与脊髓的关系。

6.腰椎穿刺　行脑脊液生化常规检查及动力学试验。

7.脊髓造影　可以提供蛛网膜下腔是否有梗阻，并能确定梗阻平面及梗阻程度。

8.脊髓血管造影　可显示肿瘤病理性血管及其供血动脉和引流静脉情况，对手术操作有指导意义，对于血管瘤，血管网织细胞瘤及其他血管性病变的诊断和手术切除更有意义。

【鉴别诊断】

应与脊髓蛛网膜炎、脊髓血管畸形、椎间盘突出、脊髓空洞症、脊柱结核和脊柱原发或继发性肿瘤相鉴别。

【治疗原则】

目前手术切除椎管内肿瘤仍是唯一有效的方法。约 3/4 椎管内肿瘤为良性病变。对此如能全切其预后良好。对恶性肿瘤经手术充分减压并术后辅以放疗也可以获得一定的缓解。

第二节　椎间盘突出症

一、流行病学

椎间盘在脊柱系统中起着重要的作用。实际上椎间盘在脊柱运动力学中起着关键而最多变化的组成部分。随着年龄、性别、从事的劳动工种等影响，椎间盘会变形破坏。椎间盘突出通常约 $30\%\sim70\%$ 的病人可无任何症状，Kelsev 等报道，行椎间盘突出手术男性是女性的 2 倍，这可能是由于更多的男子在重视体力劳动。Valkenburg 和 Haanen 报道蓝领工人患椎间盘突出比白领工人多 4 倍，儿童、青少年（15 岁以下）椎间盘突出占手术 1%，我国椎间盘突出患者男女比例大致相等。

二、病因和发病机制

椎间盘突出与椎间盘的结构特性有很大关系。纤维软骨环是其中之一，Marchand 和 Ahmed 发现纤维软骨环是由 $15\sim25$ 个独特的层组成,这些层穿插不匀,局部排列相当不规则,随着年龄增长,这些层可以发生退变,因液体的流失而影响压缩强度,导致纤维软骨环由液体压力和膨胀压力的负荷转变成纤维固态基质变形,髓核组织同样也受年龄增加而退变,从液态相转变为固态相,髓核萎缩,椎间盘间隙狭窄。Chiand 和 Cole 等从磁共振的信号强度的减弱与水分及硫酸软骨素的减少与胶质的增加有关,髓核的含水量出生时为 90%,而到 60 岁时便降到 70%。单纯的收缩压力负荷下椎间盘是不会突出的;Nachemson 提出,在髓核呈液态的年轻椎间盘中,压力被髓核的流体静力压所对抗,在退变的椎间盘,膨胀压随退变的加重而减少。Mc Nally 等统计一半的病例纤维环的后外侧发生断裂,压力集中在纤维环后部的发生率高,因此结论是"椎间盘易发生突出是由于损伤"。除此以外,先天性脊柱畸形、家属性倾向或营养因素等也有一定影响。椎间盘突出症可以发生在人体脊柱的颈、胸和腰多个节段,而以腰椎间盘突出发病率最高,颈椎间盘突出其次,胸椎间盘突出少见。

三、临床表现

受累的神经根痛是椎间盘突出最常见的症状。疼痛的性质与程度和疾病有相关性外,还与个体差异、痛阈高低、年龄性别均有一定关系。表现以痛、胀、酸、麻或抽筋样、烧灼样、触电样、牵拉痛等。

(一)颈椎间盘突出

1.一般症状　　由于疼痛常影响睡眠,特别是夜间静卧时,疼痛症状可以更加明显;再由于疼痛迫使头部固定某一位置,甚至牵连到上肢、肩,急性期过后上述症状可缓解和消失,但当颈部过度活动牵拉时或受到冷刺激后,症状会再次复发甚至加重。

2.神经症状

(1)脊髓压迫:较大椎间盘突出虽发生率不高,但可产生严重后果,患者表现为痉挛性瘫痪、感觉障碍、括约肌功能障碍和锥体束症等。

（2）节段性的神经症状

1）C_2/C_3：该节段的椎间盘突出很少发生，涉及颈 3 神经根痛由颈后向枕后放射。

2）C_3/C_4：颈 4 神经根痛主要表现为颈肩部位，颈部后伸时疼痛可加重；该神经同时又支配膈肌，但 C_3/C_4 椎间盘突出患者中尚未发生过膈肌功能障碍。

3）C_4/C_5：约占颈椎间盘突出的 1/4，颈 5 神经根痛和麻木主要表现为肩部，并可放射到上臂，除疼痛外因三角肌受影响，上臂不能抬高，有时误认为"肩周炎"，同时受影响的有岗上、岗下肌等。

4）C_5/C_6：此节段的椎间盘突出发生率最高，颈 6 神经根痛和麻木表现为颈部沿肱二头肌、前臂外侧至拇指与食指，肱二头肌反射减弱或消失，屈肘功能肌力弱和肱二头肌萎缩。

5）C_6/C_7：发生率很高，颈 7 神经根痛和麻木由肩背、上臂后、前臂后外侧至中指，肱三头肌反射减弱或消失、肌力减弱、胸大肌萎缩。

6）C_7/T_1：发生率少，颈 8 神经根受累。疼痛和麻木放射到肩背部、上肢后外侧至小指和腕关节以下，以手的功能障碍为主，病人握物、持筷、捏针等精细动作困难。

（二）胸椎间盘突出

胸椎间盘突出症发病率较少，主要表现为下肢麻木、无力和行走困难，背部疼痛，以及括约肌功能障碍；部分病人伴有感觉平面或节段性的感觉障碍。

（三）腰椎间盘突出

腰椎间盘突出症发病率很高，属常见病，约 50% 病人有腰部损伤病史。腰部痛和受累的神经根痛是其主要症状，90% 以上腰椎间盘突出症位于 L_4/L_5、L_5/S_1，约 2/3 的病人为单侧性。

（1）L_3/L_4：发病率少；L_4 神经根痛，下肢脚底和小腿后部麻木或无力。

（2）L_4/L_5：发病率高；除腰痛外，臀部外侧及向大、小腿后部放射的酸痛、麻。急性期,因神经根受压水肿,负重或站立时疼痛症状可加重,又可影响行走和睡眠;经保守治疗和卧床休息后,症状可减轻缓解,但在不定时间内可复发;病程久者可出现下肢不同程度的肌肉萎缩。较大髓核突出可造成括约肌功能障碍,直腿抬高试验阳性,如中央型可出现双下肢或以一侧为重的症状。

(3)L_5/S_1:发病率高;臀部内侧及向大腿后部放射的酸痛、麻木,急性期病人站立或坐位症状可加重,影响行走,病程久者臀部肌肉萎缩;较大髓核突出可造成括约肌功能障碍,直腿抬高试验阳性。

四、影像学检查

(一)X光平片

观察脊柱的形态、屈度,骨质的改变,节段间隙;椎间盘突出症的脊柱平片必须排除肿瘤和炎症造成的骨质破坏融合等,以及骨质增生、骨赘。

颈、胸、腰椎间盘突出症的正位片一般无特殊改变,侧位片可发现病变部位椎间隙距离变窄。

(二)肌电图和诱发电位

可以帮助确定病变的节段、范围和程度,也可帮助判断预后,在脊柱手术中还可以进行监测。

(三)椎管造影

1.枕大池或腰椎穿刺后在蛛网膜下腔内注射碘油或碘水,透视下观察造影剂在椎管内流动和受阻情况(注:碘油造影剂因吸收困难已被淘汰,碘水造影剂采用 Omnipaque 或 Isovne 无副作用);方法是取 Omnipaque 或 Isovne 7~10ml,用 2ml 脑脊液稀释后缓慢注入。

2.椎间盘突出症的表现:颈椎正位可出现造影剂经过病灶时流速减慢或缺损,侧位出现造影剂"并流"现象,呈"笔尖"样改变。胸椎造影改变同颈椎。单侧型腰椎间盘突出症正位可出现造影剂经过病灶时,一侧神经根管不显影,造影剂只显示一侧,侧位出现造影剂"并流"现象。中央型造影剂经过病灶时可出现一侧或双侧神经根管不显影。

3.椎间盘造影是将造影剂注入椎间腔观察椎间盘的形态,此检查基本淘汰。

(四)CT(计算机 X 线断层扫描)

主要用于轴位断层扫描,它显示各椎体骨结构、软组织与脂肪的轮廓。椎间盘突出症 CT 中可发现侧隐窝和椎体后突出的髓核组织,有比较可靠的诊断价值。

(五)MRI(磁共振图像重建)

与 CT 相比无放射线,具有显示椎体骨全貌的优点,通过不同组织的信号差别鉴别椎管内外改变,矢状位可以显示多个节段的椎体全貌,尤其对椎管内外肿瘤.椎间盘突出症等诊断更有效、精确。椎间盘突出症 MRI 中的表现水平位是椎体后缘和侧隐窝有中低信号隐影,神经根管及硬脊膜被挤压;矢状位中显示两个椎体间后缘或附近出现中低信号的髓核隐影。

五、诊断与鉴别诊断

(一)诊断

1.一般症状　颈椎间盘突出症表现以枕颈、肩、上肢痛、酸、麻、胀等不适是常见症状,胸椎为背部痛,腰椎则以腰背伴臀部、下肢痛;同时可出现颈部、上肢或下肢因疼痛造成活动受限,影响正常工作和睡眠,严重的出现受累神经支配相关肌肉乏力甚至萎缩。

2.神经症状

(1)除根痛外,颈椎间盘突出症部分病人可出现感觉障碍,于病变以下对侧的痛、温觉和部分触觉减退,和同侧的上运动神经原损害(半横段损害,Bwendsequoid 综合征),该症状在胸椎间盘突出症中比较少见,但必须与椎管内其他占位病变相鉴别,如肿瘤等。

(2)颈胸椎间盘髓核突出严重的可出现括约肌功能障碍,腰椎的极少发生。

（3）颈椎间盘突出症只累及神经根的，则出现该侧下运动神经原损害，表现为该侧的肌张力低、腱反射低、肌力降低现象。

（二）鉴别诊断

1.颈椎间盘突出症与"颈椎病"临床上难以鉴别，必须从外伤史、年龄、病程等加以分析，只有经过影像学检查后方能比较明确诊断，另外颈椎间盘突出症必须与"肩周炎"、"落枕"等区别。

2.胸椎间盘突出症与胸、腹腔内脏疾病引起的放射痛相鉴别。

3.腰椎间盘突出症常常被"腰肌筋膜炎"、"梨状肌综合征"诊断所混淆，椎管内肿瘤引发的症状有时也难以区别，最终明确诊断必须借助影像学检查才得以确诊，同时腰椎管狭窄症、骨赘和后纵韧带、黄韧带增生等均可一一加以鉴别。

六、治疗

1.保守治疗　包括牵引、推拿、按摩、针灸、旋转复位、卧床和理疗等。牵引、推拿、按摩等治疗可使椎间韧带松弛，椎间隙增宽，有利髓核的还纳。卧床和理疗使脊柱减负，有利于受压神经根水肿消退，疼痛缓解。

2.药物治疗　全身用药，主要使用镇痛药和少量激素；局部以各种镇痛膏药、涂剂等，但疗效短暂，不能根治。

3.硬膜外类固醇注射疗法　于硬脊膜外注射考的松治疗椎间盘突出症引起的腰腿痛，此方法安全、操作简便、疗效肯定，尤其对顽固性的腰腿痛患者适用。

4.碎吸法　透视下定位，利用腔镜和显微镜下超声捣碎髓核组织吸除，达到神经根减压。

5.髓核化学溶解疗法　透视下定位，注入胶原酶（木瓜凝乳蛋白酶）使髓核组织软化吸收，注入胶原酶前须椎间盘造影，该治疗已很少开展。

6.套扎法　透视下定位，在窥镜下将髓核组织一并套扎后取出，该技术要求比较高。

7.手术治疗　采用全椎板或半椎板,一般原则单侧性的以半椎板,中央型的采用全椎板入路;颈椎间盘突出症可以从后或前入路,前入路必须同时取自体髂骨植骨术,个别还采用侧方进路;胸椎间盘突出症也可采用后或前胸腔进路;腰椎间盘突出症一般采用后进路、侧方或旁正中,个别采纳进腹腔手术。手术目的将取除压迫神经根的突出髓核组织,同时对因后纵韧带增生或骨赘所造成压迫神经根应做神经松解术。

第三节　脊髓损伤

脊髓损伤系指脊柱骨折或骨折-脱位造成的脊髓或马尾神经受压、毁损,可伴有或不伴有与外界相通的伤道。在脊柱骨折中约有 14% 合并脊髓损伤,但绝大多数为单节段损伤。

由于脊髓损伤主要发生在 30～40 岁的人群中,随着院前急救和急性期救治及护理技术的提高,死亡率由过去的 4.42% 下降至 0.44%,明显地提高了患者的生存率,且大多数患者的寿命与正常人差不多。我国脊柱脊髓损伤人数每年以 12 万的速度剧增,脊髓损伤的人数已突破了 100 万,全球已突破了 300 万。因此脊髓损伤患者一般要承受近 40年的残疾生涯,给社会增加了终生残疾者的人数,这无疑给社会和家庭带来了沉重的负担。

一、病因

脊髓损伤的原因随着时代和社会的发展而不同,过去以战伤、工矿事故为多,近年来则以交通事故、工农业劳动工伤事故急剧增加,而运动外伤及日常生活中的损伤也逐渐增加。据统计,致脊髓损伤的诸多原因中交通事故居于首位,其中,美国为 56%,澳大利亚 50%,中国台北 45%,加拿大 43%,日本 42%。在体育事故中,澳大利亚为 18%,加拿大 17%,日本为 4%,这些事故以跳水、游泳为多。

　　我国缺乏准确的脊髓损伤致伤原因的统计学数据,在交通事故中以自行车伤为主,随着私家汽车的逐年增多,交通事故伤亦相应增加。据上海市松江县的报告,交通伤者占30.1%,建筑伤(高处坠落伤)居第2位,为18.3%;工厂事故为15%;农村事故为5.8%;而在北京及无锡市,高处坠落伤高达36.1%。我国高处坠落伤多为建筑行业,这与施工人员缺乏安全意识或违规操作有关。另外,电梯失控坠落,农村山区从果树、农用车、马车、牛车上坠下者常造成本类损伤。

　　我国的工矿灾害事故中,以开采小煤窑的倒塌砸伤致严重脊髓损伤,在某些地区尤为突出;在隧道施工中也常有坑道倒塌而致脊髓损伤者。

　　随着我国人口老龄化的增加,跌倒导致脊髓损伤也常有发生。全民体育运动的开展,使体育外伤增加,多发生于青少年,几乎均为颈髓损伤,后果十分严重。据新近统计,跳水事故伤者达21.6%;滑雪占13.4%;橄榄球为12.7%;跳伞、悬吊滑翔为7.0%;柔道、摔跤等6.5%;体操为5.9%;其他占32.8%。而刀砍伤、民用枪弹伤以及针灸等致脊髓损伤亦偶有发生。

二、发生率

　　依据脊髓损伤流行病学调查结果,按照各国国情、年代及调查方法的不同而存在明显的差异。据 Kurtyke、Leclair、Spencer 等报道,脊髓损伤每百万人口年发生率分别为13～17人或50～68人;某学者报道北京市脊髓损伤每百万人口年发生率为60人。

三、年龄、性别

　　多见于20～40岁;近年出现年龄增长倾向。本型伤可发生于轻度外伤性跌倒事故,且多为颈髓损伤。男性多于女性。据某学者统计,男性占76.47%,女性为23.53%。

四、损伤部位

影响脊髓损伤类型的因素有:外力的强度、方向;外力的作用点;受伤时身体的姿势;不同节段的解剖和生物力学特点。

1.钝力所致的脊髓损伤多发生于下位颈髓及胸、腰髓移行部。

2.下位颈髓伤可引起四肢瘫;胸髓以下的脊髓损伤则出现截瘫。

3.重度外伤(交通伤、坠落伤、砸伤等)所致的脊髓损伤,多见于胸、腰髓移行部。

4.轻度伤(跌倒等)多见于高龄者,可引起颈髓损伤而出现四肢瘫痪。

5.体育运动所致的脊髓损伤多为青壮年,常为颈髓损伤性四肢瘫痪。

五、病理

脊髓损伤按发病机制可以分为原发性脊髓损伤、继发性脊髓损伤。

1.原发性脊髓损伤

(1)脊髓震荡:是暂时(数小时内)的脊髓功能障碍,大体和镜下均无明显病理改变。

(2)脊髓挫裂伤:是由于神经元组分的机械性裂伤、挫伤(快速短暂性挤压)、横断伤或牵拉伤而引起。肉眼可见点、片状出血、水肿、碎裂、坏死;最显著部位是中央灰质,累及1~3个节段。镜下可见:微血管破裂,红细胞逸出,神经细胞肿胀、淡染、尼氏体消失、细胞呈空泡状或崩解;神经轴索与髓鞘之间间隙增大,髓鞘板层分离,髓鞘断裂,轴索裸露。完全性损伤与不完全性损伤的病理改变有质和量的不同,前者由中心区大片状出血扩展到白质,由中央灰质坏死发展为全脊髓坏死;后者主要为点状出血,少数神经细胞退变、崩解及少数轴索退变,不发生中央坏死。

(3)脊髓压迫伤:常见的是移位的骨折片、椎间盘、韧带挤压或穿入脊髓。动物实验观察到脊髓长时间受压会导致灰质出现空泡与空腔。而出血不严重者，空洞周围有纤维组织形成和吞噬细胞浸润。脊髓轻度受压者，在病理形态学方面多无明显改变。

2.继发性脊髓损伤　　Toscano 发现脊髓损伤患者中 25% 伤后症状逐渐加重，完全性损伤者，伤后 1～2 天之内也多见损伤平面上升 1～2 节段，提示有继发性损伤。脊髓继发性损伤是由于脊髓对原发性或缺血性损伤的反应而引起的，缺血或血流受阻也会导致脊髓损伤。缺血的原因可能是血管阻塞，或者其他原因使动脉灌注受阻、脊髓压迫、水肿或其他原因增加了组织内压，从而抵消了脊髓的灌注压等导致的静脉压增高，导致进一步的组织损坏，包括炎症、缺血、水肿、自由基介导的细胞损坏、血-脑脊液屏障受损、脑脊液流动受阻等。这些因素能够继续引起组织损伤、坏死、致程序性细胞死亡（细胞凋亡）、脱髓鞘和变性。在慢性期脊髓损伤也会发生继发损伤，包括脊髓束缚以及由于脑脊液慢性分流至中央管而形成的脊髓空洞。

脊髓继发性损伤虽然发展很快，但并非伤后立即发生，可能会延迟至数分钟到数小时，因此，应设法尽早阻断并保护尚未受损的白质（传导束），进而保护残留的神经功能。

六、临床表现

（一）临床表现

脊髓损伤患者伤后立即出现损伤平面以下运动、感觉和括约肌功能障碍，脊柱骨折的部位可有后突畸形，伴有颅脑外伤，常有意识障碍，伴发胸腹脏器伤或骨盆骨折者，多有休克等症状。

（二）损伤分型

1.脊髓震荡　　表现为不完全性神经功能障碍，持续数分钟至数小时恢复正常。

2.脊髓休克　　损伤平面以下感觉完全消失，肢体弛缓性瘫痪、尿潴留、大便失禁、生理反射消失、病理反射阴性。这是损伤水平以下脊髓失去高级中枢控制的结果。一般 24 小时后开始恢复,如出现反射,但完全度过休克期需 2～4 周。

3.完全性损伤 有一个脊髓平面存在,表现肌张力增高,腱反射亢进,出现病理反射,损伤平面以下无自主运动,感觉完全消失。

4.不完全性损伤 可在伤后立即出现运动、感觉和括约肌功能部分丧失,病理征为阳性。因为 S_4 和 S_5 是脊髓最低段,它们是支配肛门的,故"不完全性"损伤必然会有肛周感觉缺失,且不能自主收缩肛门括约肌。

5.特殊类型的不全性损伤 可表现为 Brown-Sequard 综合征、脊髓前部综合征或脊髓中央损伤综合征。

美国脊髓损伤协会(ASIA)将完全性损伤定义为最低的骶段感觉或运动功能缺失。不完全性损伤的定义是神经平面下运动功能或感觉保留,包括最低的骶段(骶残留)。累及颈段神经功能丧失的损伤会导致四肢瘫痪,而累及以下节段的会导致截瘫。美国国家脊髓损伤数据库显示,不完全性的四肢瘫占 34.1%、完全性的截瘫占 23.0%、完全性的四肢瘫占 18.3%、不完全性的截瘫占 18.5%,约有不到 1% 能完全恢复神经功能。

(三)体格检查

一般情况下在第一天进行的神经学检查不是太可靠,所以在受伤后第 3 天左右,医生应对伤员进行全面的神经学检查,以判断损伤的严重程度,预测可恢复程度。须留意多达四分之一的颈段脊髓伤的伤员可能合并头部损伤,胸、腰段脊髓损伤可能合并胸、腹部、骨盆、四肢多发伤。因之医生对伤病员应行全面的体格检查,防止漏诊。

ASIA 评分是医生常用的标准性诊断工具。运动评分(100 分)为身体每侧 10 个关键肌评分之总和。肌肉的评分为 0～5 级(0＝完全瘫痪,1＝可触及或可见肌收缩,2＝在无地心引力下进行全关节范围的主动活动,3＝对抗地心引力进行全关节范围的主动活动,4＝在中度抗阻下进行全关节范围的主动活动,5＝可完全抗阻进行全关节范围的正常活动）。两个感觉评分是通过评定每个皮节对针刺和触觉的 0～2 分级（0＝无感觉，1＝感觉异常，2＝正常）而获得。

ASIA 评分和分类并没有评价脊髓损伤的其他神经学缺损，例如：除了感觉缺失和瘫痪外，脊髓损伤还可能影响许多自主神经功能，包括出汗、血管抑制、大小便功能、性功能、呼吸功能、心脏功能和消化功能。此外，慢性期脊髓损伤的伤员还可伴有痉挛和抽搐，或有神经痛（约占 50%）。这些功能部分可以通过医生的观察来评定，如使用脊髓独立性评定量表（SCIM）来进行评分。对于能够行走的不完全性损伤伤员，脊髓损伤行走指数（WISCI）对于行走功能的评定已经得到确认。昆明行走量表（KLS）可用于伤员在康复阶段中行走情况改善的评定。

七、辅助检查

1.X 线平片　通常应摄正位、侧位和双侧斜位片，宜先摄取侧位片，但需注意勿过度搬动患者。阅片时应重点观察：脊柱的整体对线情况及排列；椎体骨折、脱位的类型；附件有无骨折；椎间隙有无狭窄或增宽。

2.CT 扫描　行轴位、二维、三维 CT 扫描可显示椎管的形态，有无骨折片突入椎管内，小关节有无交锁；对于合并颅脑、胸、腹部及骨盆等外伤者，须同时行相应部位的 CT 检查。

3.MRI 扫描　常可作为首选检查的方法，有助于了解脊髓损伤的部位、性质、程度、范围和出血量等。

4.体感诱发电位检查　脊髓损伤时可借此项检查判断脊髓功能状况。伤后 24 小时检查多不能显示体感诱发电位的改变；伤后即能引出诱发电位，或者经过一段时间能引出异常电位波者，表明为不完全性脊髓损伤；如果证实有脊髓损伤、且经数周连续体感诱发电位检查仍无恢复者，表明为完全性脊髓损伤。缺点：本检查仅反映神经的感觉功能，尚无法评估其运动功能。

八、诊断

脊髓损伤的诊断包括：脊髓损伤的平面与程度。ASIA 评分将脊髓损伤分为五类：A.完全性；B.感觉不完全；C.运动不完全性（运动评分≤50%）；D.运动不完全性（运动评分≥50%）；E.运动和感觉均正常。需要明确：脊柱损伤的平面，骨折的类型、脱位程度及脊柱的稳定性。

九、鉴别诊断

1.椎管内血肿　外伤可引起椎管内血管自发性破裂出血；原有血管畸形、血液病、抗凝治疗等于轻度外伤时可引发出血。在轴位 CT 扫描可见到相应部位有高密度影，采用 MRI 扫描，可以明确血肿的具体部位及大小。

2.脊髓拴系综合征　当腰背部外伤时可使原有的脊髓拴系综合征患者症状加重，出现双腿无力、行走困难和括约肌功能障碍等。MRI 扫描可以看到圆锥低位、终丝增粗，多伴有脊柱裂、椎管内和（或）皮下脂肪瘤。

十、治疗

脊髓损伤的治疗效果部分取决于伤后脊髓轴突存活的数量：功能正常的轴突数量越多，治疗后残疾程度就越低。因此，急性脊髓损伤治疗中一个很重要的问题就是如何样预防脊柱、脊髓的二次损伤：

脊髓损伤治疗的最新原则：早期治疗、复位、固定、脊髓内外减压、细胞移植、预防并发症、神经功能训练与综合康复治疗。

1.院前急救　据统计，继发于脊柱损伤的神经功能损伤中，25%是搬运不当引起的。应加强脊柱脊髓损伤的急救训练，特别是院前急救的教育。经验提示：搬运脊柱脊髓损伤伤员的正确方法是：三人位于伤员的一侧，同时将其水平抬起，放在木板或专用担架上，尽快通过救护车（近途）或直升飞机（远程）送到专科医院救治。有学者研制的专用担架——创伤急救搬运毯,具有携带方便、能迅速按人体塑型、固定牢靠、可在各种复杂条件下进行搬运、并连同搬运毯置于救护车或直升飞机上,它同时能作 X 线、CT、MRI、B 超等各种检查,避免了搬运途中因患者损伤部位固定不牢或因检查需多次搬运、导致二次伤而加重脊髓损伤程度。

2.非手术治疗

(1)颅骨牵引:适应于颈椎骨折、脱位或上胸段骨折及脱位的早期治疗,术中多需同步施行。常用 Crutchfield 牵引钳和 Gardner-Wells 牵引弓。开始的牵引重量为每个椎体 1kg 左右,每 10 分钟增加 2kg,最多不超过 20kg。经 X 线片证实复位良好之后,若不需要进一步手术治疗,则以 5～8kg 之重量维持 1～2 月,待纤维愈合后改用其他支具制动,如:围领、颈托、颈胸支架等,时间约 3 个月。

(2)颈胸支架:特别适用于颈段不全损伤者,可使其早期下地活动。也用于颈椎融合术后的外固定。现今国外已广泛应用此法。

(3)手法整复:适应于胸椎骨折和脱位。

(4)姿势复位:适应于胸腰段脱位,一般需要 2 个月才能使复位稳定。在此期间要定时翻身并维持过伸位。以上 4 种非手术治疗方法,存在着复位不到位、再次脱位、治疗时间长、可能加重脊髓损伤、患者牵引状态及佩戴外固定架较为痛苦等问题。随着脊柱内固定材料的不断革新及内固定技术的成熟,目前,多主张早期行脊柱骨折、脱位内固定术(如枕、颈融合、侧块、钉棒、前路钢板等内固定术),伤员术后可早期下床活动,大大缩短了患者的住院时间、降低医疗费用及患者长时间卧床不起所带来的痛苦和并发症。

3.药物治疗

(1)Young 等提出:甲基强的松龙(MP)须在伤后 3～8 小时内给药,第 1 小时的 15 分钟内 1 次性静脉注射 MP 30mg/kg 作为冲击剂量,间隔 45 分钟后,按 5.4mg/(kg·h)维持 23 小时。超过伤后 8 小时给药无效或可能有害。由于高剂量持续的糖皮质激素疗法可能引发并发症,如无菌性关节坏死,因此治疗应限于 24～48 小时之内。

(2)甘露醇、β-七叶皂苷钠、速尿等脱水药物可减轻脊髓水肿,宜早期使用。

(3)GM-1、神经生长因子临床应用亦有一定的疗效。

4.高压氧和局部低温疗法　高压氧治疗可以提高血氧分压,改善脊髓缺血状况;局部低温可以降低损伤部位的代谢,减少耗氧。可以采用开放或闭合式,硬脊膜外或硬脊膜下冷却液灌洗,温度 5～15℃。

5.手术治疗

(1)手术目的:对于脊柱骨折或滑脱进行复位固定,以恢复脊柱的稳定性;行骨性减压用以恢复椎管的容积;髓内外减压,解除对脊髓的压迫,减少脊髓的二次损伤,尽可能地保留脊髓的残存神经功能。

(2)手术方式:根据脊柱骨折、滑脱的节段、脊髓受压的部位不同而采用后路、前路或前、后联合入路行钉棒、侧块螺钉棒、钢板等复位、内固定术,对胸、腰椎伤椎椎弓根置钉,可以达到椎体骨折即刻复位效果,避免出现断钉、断棒、螺钉松动及后凸畸形等并发症。脊髓损伤完全横断很少见,应结合 CT、MRI 检查情况,在对脊髓行骨性减压的同时,也要行髓内减压,于显微镜下清除髓内骨折片、血肿及液化、坏死组织,由于早期脊髓挫伤与正常脊髓分界不清,髓内减压宜适可而止,只要达到脊髓减压效果即可。对于脊髓完全横断伤者,瘫痪已成定局,手术以脊柱骨折、滑脱复位固定及防止脊髓损伤平面不上升为目的。

(3)手术时间窗:有关手术时间问题目前还存在较大争议,大多数学者认为进行性神经损伤是急诊手术的指征。Baron 指出对神经功能正常的不稳定型脊柱损伤者,或有进行性神经损伤症状加重者,应尽早于伤后 6～8 小时行开放性减压和内固定手术。Duh 的研究表明,伤后24 小时以内施行手术可减少并发症的发生,损伤 8 小时以内进行者效果最佳;同时显示,为避免由于脊髓水肿而导致的脊髓损伤,手术应在24 小时或 1 周后进行。大量的相关临床研究证明:对不完全性脊髓损伤者在晚期行减压术同样有助于神经功能的恢复,但以早期减压效果较好。多中心的研究表明,创伤后手术时机选择在 25 小时以内、或 25～200 小时以及 200 小时以后,对神经功能的恢复均无明显的影响。对于采取后路手术者,以伤后 2 周内实施手术为宜。关于早期髓内减压也有争议,有学者从 2006 年 1 月开始对脊髓损伤早期(3 天内)行骨折、脱位内固定及髓内外减压术近 3000 例,术后无 1 例出现神经损伤症状,疗效优于传统的治疗方法;并认为手术越早越好,脊髓挫裂伤髓内减压十分必要,如同脑挫裂伤合并脑内血肿、四肢筋膜间隙综合征需要切开减压一样重要。美国 Wise Young 等通过动物实验证实:对脊髓损伤的早期进行髓内外减压术,可以保护脊髓损伤残存的白质纤维。对于 C₄ 以上完全性脊髓损伤合并呼吸肌麻痹、咳嗽反射减弱或消失者,应常规施行气管切开术。

6.细胞移植　应用具有生长和分化能力的细胞移植物来补充伤区细胞成分和神经营养因子,填充胶质囊腔,在伤区形成桥接,引导轴突的修复,促进神经再生,这就是细胞移植策略。目前应用到脊髓损伤的细胞移植物包括胚胎干细胞(ESC),骨髓间充质干细胞(BMSC)、基因转染的成纤维细胞、施万细胞(SC)、嗅鞘细胞(OEC)、脐带血干细胞,以及多种细胞联合应用等。

有关脊髓再生障碍问题:脊髓损伤研究表明,治疗必须针对再生的 3 大障碍:第一是损伤部位对轴突生长的不良环境;第二是再生需要的时间很长;第三则为脊髓的髓质或白质中的某几种分子会产生抑制作用。其中:特别是一种叫做 Nogo 的分子,如果阻断 Nogo 或者其受体,便能够刺激神经再生。另一种重要的分子是软骨素-6-硫酸蛋白聚糖(CSPG)。在脊髓损伤的动物研究中显示用软骨素酶分解 CSPG,能够刺激脊髓神经纤维再生。

7.基因治疗　基因治疗脊髓损伤的基本原理就是利用转基因技术,将某种特定的目的基因(重组 DNA)转移到体内,使其在体内表达的基因产物发挥其生物活性,创造合适的微环境以促进神经再生。基因治疗包括体内法和体外法,目前目的基因主要是神经营养因子基因族,包括神经生长因子(NGF),脑源性神经营养因子(BDNF),神经营养素(NT),以及睫状神经营养因子(CNTF)等。载体主要分为2大类,即:病毒载体和非病毒载体。目前常用的病毒载体主要有腺病毒、逆转录病毒、腺相关病毒和单纯疱疹病毒等多类。

目前有关基因治疗尚处在探索阶段,仍有不少问题有待解决,例如:中枢神经系统存在的排斥反应;移植细胞在宿主体内尚不能长期存活;遗传修饰细胞移植后转基因表达可能会随着时间的延长而下降,并失去治疗作用。此外,外源性基因针对特定组织的特异导向问题及外源性基因的致癌作用也不容忽视;再就是安全性问题和体细胞基因治疗在技术上还存在一定程度的难度。

8.早期康复训练

(1)被动康复训练:术后卧床早期被动康复运动(如推拿、按摩、针灸、关节活动仪、四肢气压治疗等),不仅能降低褥疮和血栓性静脉炎的发生率,而且还有利于功能恢复。

(2)主动康复训练:患者术后13天即可穿减负背心行主动康复训练,如上肢训练、下肢训练、步行训练、生活能力训练和水疗等。国内某医院制订的昆明行走量表可用于患者的步行康复训练及康复评定,该方法简单、实用、易掌握,已在国际上推广应用。

(3)电流刺激:神经系统是通过生物电传导和整合等方来传递信息并作出反应的。动物实验表明,伤区局部电流刺激可以促进并引导神经纤维的再生长。

康复锻炼对于脊髓损伤功能恢复及预防各种并发症非常重要,可以促进脊髓残存神经功能、预防肌肉萎缩、足下垂、深静脉血栓、褥疮、肺部及泌尿系统感染等。因此,重视对脊髓损伤康复期训练的标准化是必要的。

9.并发症及处理

(1)自主神经功能紊乱:急性颈髓损伤后,交感神经的活动受到抑制或者消失,由于副交感神经(迷走神经)的活动没有受到抑制,机体的主要表现:痰液增多,心率减慢,血压下降。处理:山莨菪碱 20mg 加入500ml 生理盐水(0.04g/L)中连续静脉滴注,滴速:成人为 11～15 滴/分钟,儿童根据体表面积比调整速度。治疗后显示:心率明显加快并逐渐达到正常,平均动脉压有升高,痰液减少,血氧饱和度上升。

(2)低钠血症:低钠血症为一严重、且常见的并发症,其发生率约为45%～100%;伤后出现时间为 6.4～8.9 天,术后出现最低水平时间:8.7～17.3 天,血钠于最低值至开始回升时间:21.8d±10.2 天,出现低钠血症至消失时间:30.4±6.0 天。低钠血症发生的因素包括:在颈髓损伤平面,感染:泌尿系、消化系、呼吸系统感染等,合并感染发生率为77.68%,其他原因:呼吸机的使用;药物:脱水剂,利尿剂等。处理:抗利尿激素分泌异常综合征,精制尿素口服 30mg/d;脑耗盐综合征,氟氢可的松成人 0.1～0.2mg,分 2 次口服。上述两种症状可使用该疗法。尿素加生理盐水可用于治疗原因不明的低钠血症,它安全有效,无副作用,优于限液疗法。

(3)呼吸困难、肺部感染:C4 以上脊髓损伤者,可出现呼吸肌麻痹,咳嗽反射减弱或消失,排痰不畅,容易并发肺部感染。早期需行气管切开术,纤支镜吸痰和雾化吸入。对于呼吸困难者,采用呼吸机辅助呼吸。

(4)尿路感染:留置导尿,导尿管每周更换 1 次,并进行膀胱冲洗。

(5)深静脉血栓形成:据统计,16.3%伤员有明显的临床症状,而通过 B 超及静脉造影等检查发现者占 79%。预防措施主要是活动下肢,应用抗血栓长袜等。一旦出现深静脉血栓,需采用抗凝治疗。应警惕深静脉血栓脱落致心、肺、脑血管栓塞,这可导致猝死。

10.预后　高位完全截瘫者死亡率为 49%～68.8%。死亡原因主要是呼吸衰竭、呼吸道梗阻或肺部感染。

脊髓损伤的恢复程度主要取决于受损脊髓的严重程度和治疗水平。脊髓完全横断者较为少见,多因重物砸伤、脊柱严重脱位而引起,其神经功能难以恢复。马尾神经受压经手术解除后恢复较好。对完全性截瘫者的脊柱骨折脱位采用闭合复位,其功能有10%可获得恢复,采用手术方法治疗约有10%～24%能恢复;对不完全性截瘫者,经治疗后神经功能的恢复率为80%～95%。

参 考 文 献

1.孙涛.神经外科与癫痫.北京:人民军医出版社,2015

2.张赛,李建国.现代神经创伤及神经外科危重症.天津:南开大学出版社,2010

3.石传江.临床神经外科学.吉林:吉林科学技术出版社,2012

4.吕健,龙江.神经外科实践手册.云南:云南科技出版社,2013

5.陈礼刚.神经外科手册.北京:人民卫生出版社,2011

6.刘伟明.神经外科手术前评价和准备.北京:人民卫生出版社,2008

7.熊峰,杨允学,徐厚池.神经外科重症治疗学.山东:中国海洋大学出版社,2007

8.史承勇.新编临床神经外科学.北京:科学技术文献出版社,2012

9.马力.神经外科疾病诊断标准.北京:科学技术文献出版社,2009

10.张振海,崔新刚,李辰生,杨伟.实用临床外科学.天津:天津科学技术出版社,2010

11.李春晖,邸辉,王佳良,李志红.神经外科手术治疗学.上海:第二军医大学出版社,2010

12.马廉亭,徐国政,秦尚振.实用神经外科手册.北京:科学出版社,2009

13.王宏利.常见颅内肿瘤.天津:天津科学技术出版社,2012

14.王彬.实用神经外科学.北京:中国医药科技出版社,2012

15.宋来高.精编临床神经外科学.北京:科学技术文献出版社,2013